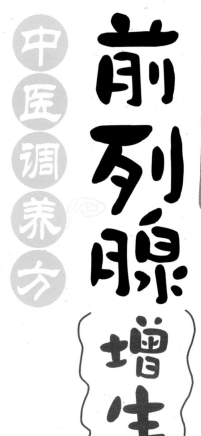

巧学妙用中草药系列

前列腺增生

中医调养方

◯ 主　编　王　庆

◯◯ 副主编　刘　涛　黄新飞　樊　千

◯◯ 编　者　王　浩　牛培宁　张长华　焦刚亮

人民卫生出版社

U0388834

图书在版编目（CIP）数据

前列腺增生中医调养方 / 王庆主编. —北京：人民卫生出版社，2020

（巧学妙用中草药系列）

ISBN 978-7-117-29894-0

Ⅰ.①前⋯　Ⅱ.①王⋯　Ⅲ.①前列腺疾病 – 增生 – 中医治疗法　Ⅳ.①R277.57

中国版本图书馆 CIP 数据核字（2020）第 045575 号

人卫智网	www.ipmph.com	医学教育、学术、考试、健康，购书智慧智能综合服务平台
人卫官网	www.pmph.com	人卫官方资讯发布平台

巧学妙用中草药系列——前列腺增生中医调养方

主　　编：王　庆
出版发行：人民卫生出版社（中继线 010-59780011）
地　　址：北京市朝阳区潘家园南里 19 号
邮　　编：100021
E - mail：pmph @ pmph.com
购书热线：010-59787592　010-59787584　010-65264830
印　　刷：三河市尚艺印装有限公司
经　　销：新华书店
开　　本：889×1194　1/32　　印张：8　　插页：8
字　　数：173 千字
版　　次：2020 年 5 月第 1 版　2020 年 5 月第 1 版第 1 次印刷
标准书号：ISBN 978-7-117-29894-0
定　　价：38.00 元
打击盗版举报电话：010-59787491　E-mail：WQ @ pmph.com
质量问题联系电话：010-59787234　E-mail：zhiliang @ pmph.com

作者简介

沈佳

    南京中医药大学第二附属医院（江苏省第二中医院）治未病科主任医师。江苏省优秀中青年中医临床人才，第四批全国中医临床优秀人才，先后跟随江苏省国医名师王灿晖教授、孟河医派第四代传人张继泽教授、著名肝病专家薛博瑜教授等学习。著有《不平凡的中医》一书，主编《中医名方使用一通百通》系列。

    多年来，接受《扬子晚报》《金陵晚报》《南京日报》《南京晨报》等媒体的健康访谈，经常撰写医学科普文章，做客于江苏省广播电视总台、南京广播电视台的多个健康栏目，如"名医坐堂""健康新视野""标点健康""健康新7点""小芳健康网""万家灯火"等，解答中医膏方、健康养生、肿瘤防治等方面的知识。

王庆

　　江苏省中医院男科主任医师。师从中医男科泰斗徐福松教授，长期工作在临床一线，并承担教学和科研工作，中、西医基础理论扎实，积累了丰富的诊疗经验。注重探寻疾病的根源与演变，讲究整体辨证，提倡药物、环境、行为的综合调治。现任世界中医药学会联合会男科专业委员会理事，中华中医药学会男科分会委员，中国性学会男性不育分会委员，江苏省中医药学会男科专业委员会常务委员等职。

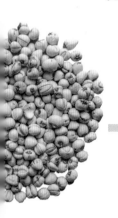

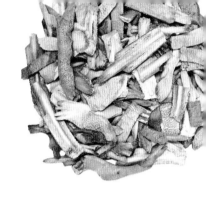

内容提要

前列腺增生是男性常见疾病，由此引起的排尿症状及其他并发症使患者生活质量大打折扣，因此对前列腺增生的积极预防、早期诊断、合理治疗、控制并发症愈发显得重要。中医学虽无前列腺的概念，但古代医家根据其解剖及功能特点，将其归入"精室"范畴，对其相关疾病辨治也积累了丰富的经验。本书汇集古今大量文献资料，结合编者自身临床经验，通过通俗易懂的语言，欲令广大读者对前列腺增生有一个清晰的认识，同时对应用中草药、食疗调护等防治前列腺增生有一个初步了解，既方便前列腺增生患者朋友随时翻阅，也可作为专业人士的参考书。

沈佳日道 惠存

孟河醫派

薪火相傳

張鏡澤題

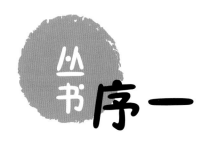

丛书序一

　　"中医药学凝聚着深邃的哲学智慧和中华民族几千年的健康养生理念及其实践经验，是中国古代科学的瑰宝，也是打开中华文明宝库的钥匙。"这是习近平总书记给予传统中医药学内涵的深度凝练和高度评价。随着医学科学技术迅猛发展、社会文明不断进步，现代疾病谱的变化，中医药学术所秉承的"不治已病治未病"的思想理念，在现代疾病防治中的实用价值应得到更好的体现。

　　为顺应《"健康中国2030"规划纲要》和《中华人民共和国中医药法》颁布实施之势，应大力传播中医药知识和易于掌握的养生保健技术方法，加强中医药非物质文化遗产的保护和传承运用，深入挖掘中药效方、验方及中医非药物疗法，使中医药在治未病中的主导作用、在重大疾病治疗中的协同作用、在疾病康复中的核心作用得到充分发挥，推动中医药理论与实践发展，大幅提升全民健康素养，以塑造自主自律的健康行为。

有鉴于斯，本丛书汇集临床各科健康养生专家、学者、青年才俊，涵盖糖尿病、哮喘、心脑血管病、男科病、妇科病等十余种病症，从疾病基础知识、治方、食疗等方面，奉毕生之丰富临床实践经验，深入浅出、浓缩精华，字字珠玑，示览阅者以效法，既便于学，更切于用，乐为之序。

江苏省中医药发展研究中心　费忠东

2020 年 1 月于南京

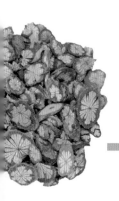

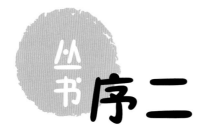

丛书**序二**

　　近些年来，国家主要领导人在不同场合、不同层面提到我们中医药工作者要积极发挥中医药特色、优势，而近年来连续颁布的几个文件也从方方面面对于中医药的传承、发展等做了详细的规划与部署，对于我们老一辈的中医药工作者来说，真有"吾心甚慰"之感。

　　"治未病"理念最早出自《黄帝内经》一书，传承至今，在预防、治疗、康复等医疗阶段，都有其指导意义。

　　随着人均寿命延长、环境变化以及生活方式改变，各种慢性疾病越来越多，也悄然影响着老百姓的身心健康。我虽主要研究温病，然近些年门诊中的患者，慢性病也愈发增多。那么，如何将"治未病"的理念贯彻到慢性病、常见病的防治工作中去，也是我们中医药工作者需要思考的课题。

沈佳主任医师，我之同乡，亦我之学生。热爱中医，在坚持中医特色的临床实践之余，借助各种渠道进行医学知识传授，尤其是中医的科普与写作，著述甚丰。今将其主持编写的"巧学妙用中草药系列"丛书中部分书稿展示给我，书稿从各种常见病、慢性病的基础知识、认识误区等开始介绍，更用大幅篇章介绍了相应疾病的经典方剂、特色中成药、单方验方、食疗调护等，条理分明，行文流畅，便于读者朋友自行对照参考。不仅切合临床实际，也是在慢性病、常见病中体现"治未病"理念的一个很好的尝试。故乐为之序。

2020 年 1 月 10 日

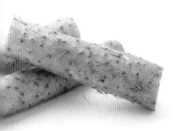

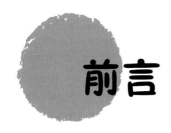

前言

　　朋友，您是否在为自己的顽固性失眠而苦恼？您是否不知自己该如何管理、监测糖尿病？您是否为家人久治不效的胃炎犯愁？您是否为肝硬化到处求医？您是否羞于启齿自己的隐疾？您是否面对养生信息的海洋，而不知道如何选择适合自己疾病的食疗方法？

　　为了更好地回答前面的各种问题，我们应人民卫生出版社之邀，组织了一批中医临床、中药学、中医护理、中医养生方面的专家，共同编写这一套"巧学妙用中草药系列"丛书。在编写中，我们选择临床最为常见、最为困扰老百姓的一些疾病，先介绍这种疾病的基础知识，同时也介绍了老百姓对这种疾病的一些认识误区，再从临床角度，对某一疾病的中医常见类型、治法分别论述。而在某一治法下，又从"经典方剂""特色中成药""单方验方""食疗调护"等四个方面，详细阐述，既有方剂，也有药物，既有食膳，也有护理，在介绍的同时，我们还提供病例佐证、趣味故事，从而方便读者全面了解、对照选择。整套系列，行文流畅，通俗易懂，深入浅出。

本分册是前列腺增生的一个专题。前列腺是男性泌尿生殖系统的重要组成部分，与男性的性功能、生育、排尿等密切相关，在男性的生长、发育、衰老过程中均发挥着重要作用。近年来，随着人均寿命延长及生活方式改变，前列腺疾病发病率呈上升趋势，尤其是步入中老年后，前列腺增生成为男性的常见病、多发病。本病属中医学"癃闭""精癃"范畴，对其理论阐述及防治也凝集了一代代中医人的汗水和智慧。本书着重通过"益气篇""补阳篇""滋阴篇""活血篇""清利篇""化痰篇"及"中医外治篇"等介绍了本病的常用内治法与外治法，以帮助大家更好地管理与解决自己的问题。

由于编者水平有限及时间仓促，书中难免有疏漏之处，敬请广大读者及同行不吝斧正，提出宝贵意见，则不胜感激；因限于篇幅，对于编写中参考的种种文献，无法一一备注出处，在此一并致以谢忱！

编者
2020 年初春

前列腺增生 常用中药材图片

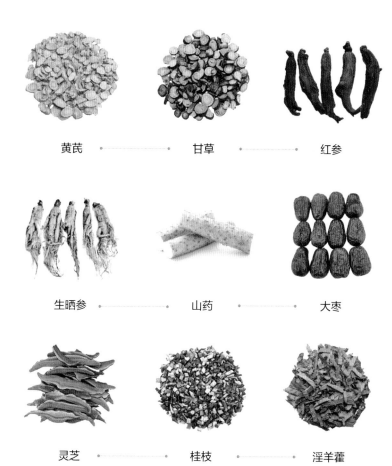

黄芪　●　·　·　·　·　甘草　●　·　·　·　·　红参

生晒参　●　·　·　·　山药　●　·　·　·　大枣

灵芝　●　·　·　·　·　桂枝　●　·　·　淫羊藿

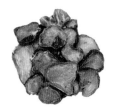

附子

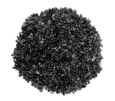

益智仁

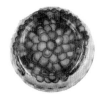

鹿茸片

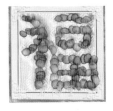

鹿茸片

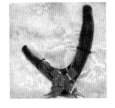

鹿茸

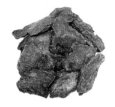

肉苁蓉

胡芦巴

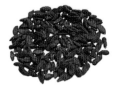

枸杞子

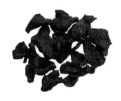

黄精

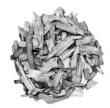

鳖甲

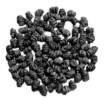

枫斗石斛

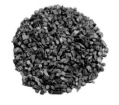

黄草石斛

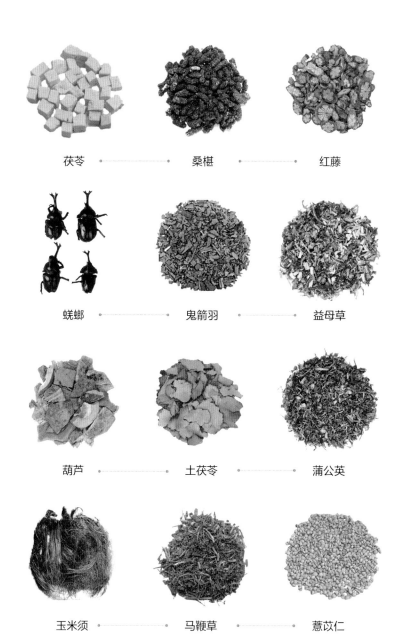

茯苓　　　　　　　　桑椹　　　　　　　　红藤

蛴螂　　　　　　　　鬼箭羽　　　　　　　益母草

葫芦　　　　　　　　土茯苓　　　　　　　蒲公英

玉米须　　　　　　　马鞭草　　　　　　　薏苡仁

海藻

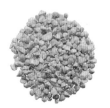
法半夏

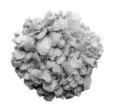
姜半夏

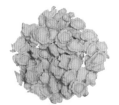
桔梗

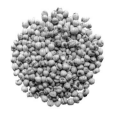
川贝母

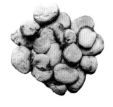
浙贝母

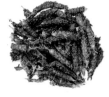
夏枯草

目录

第二篇·益气篇 　　　　　　　　　　　　　　43

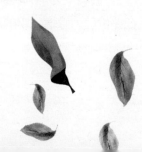

第四篇·滋阴篇   *107*

🪷 第六篇·清利篇   169

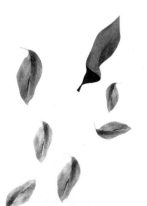

第一篇

基础篇

　　前列腺是男性特有的生殖器官之一，是男性最大的附属性腺。前列腺增生是老年男性常见的泌尿生殖系统疾病，随着人均寿命延长、生活方式改变，其在人群中的发病率越来越高。虽然我们从电视、报纸、互联网等渠道了解到前列腺增生的一些知识，然而大多数人还是一知半解。因此，有必要对前列腺增生做一系统论述，让大家有一个清晰的认识，在诊疗上少走弯路。为此，我们对前列腺增生的相关知识做了如下总结，以期对大家有所帮助。

一、何为前列腺

前列腺作为男性的生殖器官，参与男性排精和排尿两个过程，在男性生长、发育及衰老过程中都扮演着重要角色。因此，前列腺一旦发生病变，出现炎症、增生甚至癌变，都会给男性带来种种痛苦。现在，让我们一起揭开前列腺的神秘面纱吧。

前列腺的位置：前列腺位于男性盆腔内，前面为耻骨联合耻骨弓，后面是直肠。前列腺为圆锥状，形似人们常吃的"栗子"，其上接膀胱颈，下至尿生殖膈。尿道从前列腺中央穿过，前列腺包绕在尿道周围，尿道将前列腺分为前后两个部分，尿道之前的体积约为 1/3，尿道之后的体积约为 2/3。

成年男性前列腺的上下径为 4 厘米，前后径为 2 厘米，左右径为 3 厘米，重量为 8～20 克。人们根据前列腺胚胎发育特点及腺体的原始结构，将前列腺分为前叶、中叶、后叶及两侧叶。前叶比较小，位于两侧叶和尿道之前；中叶嵌在两侧叶之间，发育为精阜；后叶位于中叶和两侧叶之后，行直肠指诊检查时可以触及，其中间有一个生理性的中央沟，前列腺增生时此沟会变浅或消失；两侧叶最大，位于尿道两侧，富含腺管，直肠指诊亦可触及。人们又根据前列腺形态学、生理功能及病理特点，将前列腺分为周边带、中央带及移行带。周边带占腺体的 70%，中央带占 25%，移行带占 5%。将前列腺分为不同的带，对诊断前列腺疾病有一定的指导意义：良性前列腺增生主要发生在中央带；前列腺癌绝大多数起源于周边带，极少数起源于中央带；前列腺炎症病变也可见于周边带。

前列腺增生 中医调养方

二、前列腺的邻近器官有哪些？它们会相互影响吗

尿道：从前列腺底部穿入，从前列腺尖部穿出，此段称为尿道前列腺部。在尿道前列腺部的后壁正中线上，可看到一条纵行的隆起，称为尿道嵴。在尿道嵴的中部有突起的圆丘，我们称为精阜。精阜中央有一圆形或细长的纵裂状小孔，称为前列腺囊。前列腺囊的下方为两个射精管开口之处。尿道嵴两侧的沟，称为前列腺窦，有许多前列腺排泄管的开口，前列腺液可由此排入尿道。以上描述可见，前列腺与尿道位置交错联系，生理、病理相关。前列腺增生时，增大的前列腺可压迫尿道前列腺部，使之狭窄、迂曲，导致排尿困难。前列腺炎症时，常合并尿道前列腺部发炎。同样，尿道前列腺部的疾患也可影响前列腺。

精囊腺：位于前列腺两侧外上方，上端成盲管状封闭，下端排泄管和输精管的末端汇合，组成射精管，穿过前列腺进入尿道前列腺部，开口在尿道嵴上。精囊的主要功能是贮存精子和分泌精囊液，精囊液约占一次射精量的 60%，为精子活动提供能量。正常情况下，前列腺与精囊腺各司其职，相安无事。当前列腺发生炎症时，细菌、病毒、支原体等病原微生物可通过射精管逆行进入精囊，引起精囊炎。精囊炎最主要的表现就是血精，如果一个长期饱受前列腺炎折磨的患者突然出现肉眼血精，注意可能合并精囊炎，治疗时当两者同治。

直肠：位于前列腺后面，与前列腺紧紧相邻。这种紧密的邻居关系使医生可以通过肛门指检了解前列腺的形态、大

小、质地及中央沟情况，方法简单易行。此外，有研究表明，直肠和前列腺血运相连，即直肠下段的痔静脉丛与泌尿生殖静脉丛之间有 2～6 条小的痔生殖静脉相交通，这些交通支将直肠回流的静脉血液单向输送到前列腺周围的泌尿生殖静脉丛。直肠黏膜薄弱，直肠疾患时，黏膜破损，细菌、病毒可循血运系统运送至前列腺部，引起前列腺病变。

膀胱：位于前列腺上方，前列腺上端紧接膀胱尿道口，前列腺在排尿过程中起开关作用。如果把膀胱比喻成水库，前列腺就是闸门，前列腺增生、炎症，甚至肿瘤时，闸门不能完全开放，水库入水、出水不能平衡，导致尿液排不干净或排不出，表现为膀胱残余尿量增多或尿潴留。尿液长期排出困难，水库库容不断增加，势必对上游造成危害，表现为肾功能不全。

三、前列腺在一生中要经历哪些阶段

前列腺是男性的生殖器官，它的体积虽小，但在人类的繁衍生息中起着重要作用。随着我们年龄的增长，前列腺经历由幼稚到成熟，再由成熟到衰老的过程。这个过程中前列腺也是在经历着风风雨雨，接受各种洗礼。下面，让我们好好了解一下它的传奇一生吧。

☆新生儿至少年期，前列腺都很小，腺体组织不发达。此期即是我们美好的童年时期，也是前列腺"衣食无忧"的时期，前列腺很少患病。

☆青春期时，睾丸不断发育，源源不断地分泌雄激素，男性出现阴毛，喉结突出，开始变声，这是我们可以看得到的变化。在雄激素的刺激下，这个时期的前列腺也在男性体内发生着看不到的变化：前列腺的体积迅速增大，上皮细胞开始发育成腺管，腺管迅速发育成腺泡。这一时期如不注意泌尿生殖道卫生，或有包皮过长、包茎，易发生龟头包皮炎、尿道炎等疾病，这些部位的病原体会通过射精管侵入到前列腺，引发前列腺炎。

☆青壮年时期是前列腺最忙碌的时期，成为生产前列腺液的"化工厂"。这一时期腺泡内上皮组织向腺泡内折叠，腺体体积相对稳定。前列腺液源源不断产生，构成了精浆30%的成分，既滋润濡养着精子，也是性生活快感的来源。此期男性性冲动频繁，前列腺新陈代谢快，长时间超负荷运转使得前列腺不堪重负，身心俱疲，抵抗力下降，病原体乘虚而入，引起前列腺炎。前列腺发生炎症后，会使精液质量降低、男性生育能力下降。此外，会使正常的性活动受到影响，阳痿、早泄接踵而至。

☆男性过了50岁，逐渐步入老年期，性活动减少，前列腺工作负担减轻，前列腺腺泡内上皮细胞逐渐萎缩，移行带及尿道周边带非功能细胞开始增生，前列腺体积增大。增大的前列腺压迫尿道，就像一个"开关"不断收紧，使得排尿阻力增大，于是尿频、尿急、夜尿多、尿不尽等症状随即出现。

四、前列腺有哪些功能

1. 控制排尿 男性正常的排尿过程：尿液经肾脏产生，经输尿管排入膀胱储存；当尿量达到一定水平，就会向中枢神经系统发出需要排尿的信号；中枢神经系统发放信号至膀胱及前列腺，膀胱逼尿肌收缩，前列腺内、外括约肌松弛，尿液在压力作用下排出体外。当尿液排尽时，逼尿肌松弛，内、外括约肌收缩，尿道关闭。前列腺炎症、增生甚至癌变时，尿道受到挤压，前列腺内、外括约肌功能紊乱，开合失灵，出现排尿等待、排尿费力、尿线细及尿不尽等症状。

2. 控制射精　射精是男性性高潮的标志，它是一个复杂的生理过程。射精开始前，附睾、输精管、精囊腺、前列腺会进行一系列收缩，将精液推入前列腺尿道内，然后再由膀胱内括约肌、前列腺、会阴部肌肉共同协调而有节律地收缩，膀胱外括约肌有节律地松弛，将前列腺尿道内的精液射出体外。前列腺炎症时可诱发精阜炎、输精管炎、精囊炎，进一步可能会导致射精管梗阻、不射精。此外，射精相关肌群功能紊乱会导致精液逆流入膀胱，造成逆行射精。

3. 内分泌功能　前列腺富含 5α- 还原酶，这些酶可将睾丸产生的睾酮还原成双氢睾酮，而双氢睾酮是睾酮生物活性的4倍。雄激素是男性性欲产生、维持阴茎勃起的激素基础，前列腺可以将睾酮转化为更有活力的双氢睾酮，因此，其在男性性欲、促进性生活方面发挥的作用也不容小觑。

4. 外分泌功能　前列腺的外分泌功能主要是指分泌前列腺液。一昼夜前列腺分泌的前列腺液量为 0.5~2 毫升，呈稀薄的乳白色液体。前列腺液约占一次排精量的 30%，精子约占一次排精量的 5%，精囊液、尿道球腺液、附睾液、输精管壶腹液约占一次排精量的 65%。前列腺液在精液中所占的比例虽然不是最多的，但所含成分却是非常丰富的，主要包括锌、钙、铁、钾等金属离子，精液素、氨基酸、卵磷脂小体等有机物，酸性磷酸酶、蛋白分解酶、透明质酸酶等酶类，这些物质在自然受孕过程中均起着重要作用。前列腺液中的锌是精浆锌最重要的来源，锌在精液中与白蛋白结合，在精子表面形成保护膜，使精子进行正常的新陈代谢。缺锌可使精子活动能力降低，没有充足的动力，精子就不能经过漫漫长路与卵子"会合"，那么不育就发生了。大家可以看到的是，精液刚排出体外的时候是胶冻状的，这个时候精子是不能游动的。5～15分钟后，在前列腺分泌的胰凝乳蛋白的作用下，精液开始液化，精子开始游动，然而这只是万里长征的第一步。精子还要穿过稠厚的宫颈黏液和卵子的透明带，受精完成，新的生命才可孕育。那么是谁在默默地帮助精子穿过这层层障碍呢？这要多亏了前列腺分泌的蛋白质分解酶和纤维蛋白分解酶，特别是大量的透明质酸酶，是这些酶"撮合"了精子和卵子，说它们是精子和卵子的"红娘"一点儿也不为过。没有"红娘"的牵线搭桥，没有各种物质的"默默奉献"，要完成自然受孕是一件很难的事情，因此，在一个生命的孕育过程中，前列腺发挥了不可磨灭的作用。

五、何为前列腺增生

前列腺增生包含两个概念，即组织学前列腺增生和临床前列腺增生。前者是指解剖学上有前列腺组织的增生和肥大，但这种增生不一定产生临床不适症状；后者是指不仅有组织学上的增生，而且有相应的临床症状。我们到医院得到的诊断，多指后者，也就是良性前列腺增生。

六、前列腺增生的病因有哪些

1. 年龄　国外有学者对前列腺增生发病率的统计表明，前列腺增生发病率随年龄增长而增加。有医学统计资料显示，我国男性前列腺增生的发病率：50～59 岁为 59.8%，60～69 岁为 61.8%，70～79 岁为 73.9%，80～89 岁为 84.2%。我国将迈入老龄化社会，越来越多的老年人势必将受到前列腺增生困扰。

2. 睾丸存在　前列腺是雄激素依赖性器官，一定的雄激素水平是前列腺生长的必要条件，由睾丸合成和分泌的睾酮对雄激素水平的维持发挥主要作用。睾酮在前列腺组织内可转化为更有活力的双氢睾酮，双氢睾酮可刺激前列腺腺体的增生。有国内学者对 26 名清朝太监老人进行了调查，发现 21 人的前列腺已经完全不能触及，或明显萎缩。此外，国外有临床医师报道，行双侧睾丸切除的 200 例前列腺增生患者，174 例患者的前列腺出现迅速缩小。

3. 饮食结构　有证据表明，过多摄入动物蛋白可能是前列腺增生的一个病因。我国目前社会经济发展不平衡，经济收入与职业、城乡、地区差异有关，经济收入的差异直接影响人们的饮食结构，经济收入高的城市居民摄入动物蛋白较农村居民多。我国有学者对北京等 6 个城市调查表明，过去从事行政管理、科教文卫和商企服务的老年人前列腺增生的患病率明显高于工人、农民，城市老年居民发病率明显高于农村老年居民，北京、广州等经济发达地区患病率高于经济相对不发达地区，这些差别可能与动物蛋白的摄入量不同有关。

4. 遗传因素 随着科技的进步，越来越多疾病的遗传属性被揭开，基因决定了这些疾病的遗传易感性，前列腺增生也不例外。有研究表明，前列腺增生有一定家族倾向性，同卵双生者发生本病的机会较异卵双生者高。也有专家对 2119 例有中度或严重下尿路症状的良性前列腺增生患者的家族史进行研究，发现其家族成员发生前列腺增生的概率，比没有患前列腺增生的家族成员高 30%。

5. 地域因素 一般认为，亚洲国家居民良性前列腺增生的发生概率要高于欧美国家人群。有资料显示，对移居美国的中国与日本移民进行跟踪调查，结果发现数代之后其发病概率与当地美国人基本相同。

6. 不良生活习惯 经常酗酒或长期饮酒，嗜好辛辣刺激性饮食，长期憋尿、久坐、受凉、受寒、受湿，房事频繁，以上不良生活习惯均会使前列腺反复充血，造成前列腺腺体组织增生。

七、前列腺增生的症状有哪些

前列腺增生的临床表现主要有膀胱刺激症状和排尿梗阻症状。前者表现为尿频、尿急、夜尿增加；后者表现为排尿等待、排尿费力、尿线变细、排尿时间延长、尿末余沥不尽，严重者表现为尿失禁。

1. 尿频 即排尿次数增多，是前列腺增生的最早期信号，是指在正常饮食、饮水的情况下，排尿次数增多，伴每次尿量减少。前列腺增生患者夜尿次数一般都超过 2 次，随时间的延续、病情的加重，夜尿次数可达到 10 余次，严重影响患者睡眠和生活质量，让人感觉苦不堪言。需要指出的是，因前列腺增生多发于老年人，这个时期也是糖尿病等代谢疾病的高发期，如此时尿频伴尿量增多，须至医院行血糖、糖化血红蛋白等检查以排除糖尿病，以免贻误病情。

2. 排尿费力　前列腺增生时可向两个方向突出：增生的腺体向尿道内突出可挤压尿道，使得尿道狭窄、变形或扭曲；增生的腺体向膀胱内突出，形成堤坝样隆起。以上两个方面均会使尿液在膀胱出口处阻力增加，为克服阻力，膀胱逼尿肌会加强收缩，当膀胱自身收缩力达到最大程度后，患者必须用力使腹压增加以克服阻力，表现为排尿费力。

3. 尿线变细　增生的前列腺压迫后尿道前列腺部，尿流通过此处时直径变小，表现为尿流变细，排尿时间延长，尿末滴沥不尽。如果增生进一步发展，可表现为排尿时尿流中断。

4. 尿失禁　前列腺增生进一步发展，会出现膀胱逼尿肌收缩无力，膀胱残余尿量增加，有效容量减少，膀胱很容易达到充盈状态。此时，即使无自主排尿，尿液也会因膀胱内压高而溢出，表现为尿失禁。因夜间入睡后人自控能力下降，加之膀胱顺应性降低，潴留在膀胱内的尿液就更容易自行溢出，表现为遗尿。

八、前列腺增生相关并发症有哪些

1. 急性尿潴留　随着前列腺的增大，小便会越来越不畅，最后导致排不出小便，形成尿潴留。有统计显示，前列腺增生患者有 55% 发生过急性尿潴留。急性尿潴留常见的诱发因素包括饮酒、受凉、疲劳、性生活、憋尿等。以上因素均可使前列腺及膀胱颈部突然充血、水肿，造成尿路急性梗阻而不能排尿。因此，前列腺增生患者需注意生活方式的调护，有助于趋利避害，减少急性尿潴留的发生。

2. **血尿** 前列腺增生时前列腺表面及膀胱黏膜充血、小静脉淤血，血管破裂可引起出血，表现为无痛性血尿。若合并炎症和膀胱结石时，血尿症状更为明显。这种血尿常常是间歇性的，可为镜下血尿，也可为肉眼血尿，多数出现在排尿后。

3. **尿路感染或生殖系统感染** 俗话说："流水不腐，户枢不蠹"。前列腺增生患者往往有不同程度的尿潴留情况，膀胱内的残余尿液就好像一潭死水，一旦细菌繁殖就会引起感染，表现在尿道即为尿路感染，出现尿道灼痛、尿液浑浊、尿液腥臭、发热等症状。此外，细菌逆行感染可引起前列腺炎、精囊炎、膀胱炎、附睾炎、肾盂肾炎等。

4. **膀胱结石** 老年人的膀胱结石也与前列腺增生有关。在尿路通畅的情况下，膀胱里一般不会长出石头，即使有石头从输尿管掉到膀胱里，也能随尿液排出。患前列腺增生的老年人就不同了，下尿路梗阻而导致尿滞留，尿液中结石盐沉积成核，继之形成膀胱结石。有资料显示，前列腺增生合并膀胱结石发生率可达10%以上。

5. **肾功能不全** 随着梗阻时间的延长、程度的加重，以及可能合并上尿路感染，肾积水会逐渐发生，肾功能下降，最后导致肾功能不全。当前列腺增生造成尿毒症时，贫血、食欲减退、恶心、呕吐、意识障碍等危重症状纷至沓来。因此，对于高龄前列腺增生患者有必要进行肾功能监测，如有异常可及时处理，不至于到最后病入膏肓，无法挽救。

6. 疝气 前列腺增生可能诱发老年人的疝气，因其持续出现排尿困难症状，需要用力和憋气才能克服排尿阻力而排尿。由于经常用力，肠子就会从腹部薄弱的地方突出来，形成疝气。

7. 痔 发生前列腺增生时，常需增加腹内压力来克服排尿阻力，腹内压力升高可使静脉回流受阻，直肠上、下静脉丛淤血，诱发痔疮的发生。患者可出现排便时出血、痔块脱出、疼痛等。前列腺增生患者排尿困难解除后，痔疮常可缓解甚至自愈。

8. 其他 神经系统损害：由于代谢产物的毒性作用，患者可出现肢体感觉异常、记忆力减退、烦躁不安、失眠或嗜睡。骨骼系统损害：由于患有前列腺增生以后体内的 25- 羟维生素 D 减少，影响了骨质代谢，患者可出现全身骨痛、畸形或骨折。皮肤损害：由于肾脏排泄功能下降，从皮肤汗腺排出的尿素增多，患者可出现皮肤干燥、脱屑，皮肤表面出现白色结晶"尿素霜"。

九、前列腺增生日常宜忌有哪些

从上面我们看到了前列腺增生可以引起那么多的疾病，也许会瞬间觉得压力好大，不禁要问有没有好的生活方式来延缓前列腺增生的病程，避免并发症的发生呢？下面我们就介绍一下前列腺增生日常调护的宜忌，相信对大家会有所帮助。

前列腺增生 7 忌。

1. 忌饮酒 酒文化源远流长，然而，对于老年前列腺增生患者，我们建议最好不要饮酒或少饮酒。在这儿问大家一个问题，为什么人饮酒后脸色会变红呢？这主要是因为饮酒后毛细血管扩张引起的。这是我们可以看得到的变化，那么我们看不到的前列腺有什么变化呢？前列腺的血管当然也会扩张，血管扩张了，前列腺就肿大了，把尿道挤瘪了，急性尿潴留的风险就增加了。

2. 忌憋尿　排尿是人体排出代谢废物的重要途径，也许憋尿对于我们每个人都不陌生，由于客观条件限制，有时候我们有了尿意却不能"就地解决"，不得已而忍之，有的人甚至养成了习惯，不到忍无可忍是不会去厕所的。其实，不管对于年轻人还是老年人，憋尿都不是一个好习惯。年轻人憋尿容易引起前列腺炎、膀胱炎、膀胱结石等；老年人，特别是有前列腺增生基础疾病的老年人，长期憋尿更易引起前列腺、膀胱的充血水肿，使尿潴留的概率增加。因此，对于前列腺增生患者，我们建议：不怕勤尿，就怕憋尿。

3. 忌房事过度　对于性生活我们遵循"性不可禁，亦不可纵"，适度性生活有益身心健康。性生活过频会引起前列腺过度充血，不能给予前列腺足够的恢复和休息时间，势必影响其正常运转。需要指出的是，完全禁止性生活也不可取，前列腺液长期不排出，影响前列腺的正常新陈代谢，同样对前列腺健康不利。我们曾有这么一个病案：孙先生60多岁了，精神头十足，自诉从年轻到现在对性的欲望都是较强烈的，他在50岁左右开始出现排尿不畅、尿不尽的症状，后来老伴早逝，他的毛病有所好转。退休后觉得太孤单，又找了位小他8岁的新夫人，"夕阳红"的日子过得不错，性生活频率较高，性生活满意度也可以，就是排尿越来越困难了。最后，排尿困难实在影响生活质量了，他才来门诊就诊。我们告诉他，他的那段好转期，主要是避免了过多的性刺激，自己亲自动手料理生活，使活动也增加了，这对前列腺"减负"是有利的。但再婚后，频繁的性刺激，加之有别人的照顾，活动减少了，前列腺也跟着"发福"了。

4. 忌食辛辣刺激 人们常说"吃辣椒两头遭罪"——"嘴里麻酥酥，肛门辣乎乎"，对于前列腺增生患者，可能又要增加一宗罪了，就是"小腹胀鼓鼓"。辛辣刺激的食物可使前列腺组织充血、肿胀，对于有痔疮、便秘患者，症状可能就更加重了。到最后，因饮食不慎至小便排不出，憋得六神无主的患者我们也是常见的。

5. 忌长时间骑车 骑车的时候，前列腺组织受到压迫，摩擦肿胀，使排尿阻力增加，出现排尿困难，甚至尿潴留。前列腺本身肥大，加之车座磨来磨去，磨肿了当然排不出尿来。

6. 忌感染 前列腺增生多发生于老年人，由于年龄因素，体质下降，老年人免疫力也会受到影响，抗感染能力下降。各种感染（特别是下尿路感染）会加重前列腺增生患者尿频、尿急、排尿等待的症状，即使尿路感染控制后，前列腺增生在一段时间内仍然很难控制。患尿路感染及膀胱炎的人，细菌可由尿道经前列腺排泄管侵入腺体内，诱发细菌性前列腺炎。若发生急性细菌性前列腺炎，因前列腺包膜较厚，抗生素进入困难，易形成前列腺脓肿，出现高热、寒战、下腹、会阴坠胀等不适，则需行前列腺穿刺。慢性细菌性前列腺炎可进一步刺激腺体纤维组织增生，使排尿困难症状加重。因此，日常生活中防止泌尿系感染，注意生殖器卫生，有包茎者，应及早施行包皮环切术。

7. 忌受凉　从专业角度讲，受凉会引起膀胱周围相关肌肉组织受体激活，使排尿阻力增大，引起患者排尿不畅，甚至出现尿潴留。

前列腺增生3宜。

1. 宜锻炼　适当的体育锻炼可促进血液循环，减少前列腺局部充血及淤积。缺乏体育锻炼的人，心肺功能欠佳，身体素质下降，使更年期过早地到来，导致内分泌紊乱，引起前列腺增大。此处需要指出的是，锻炼身体并不是每次把自己累得气喘吁吁才好，当劳逸结合，以不疲惫为度。我们曾遇到这么一位患者：老李没有退休前，经常上、下班都步行，基本上没有什么病痛。单位体检B超发现前列腺增生外，未见其他异常，他也没把这事放在心上。退休赋闲在家，除了过着"三饱一倒"享清福的日子，还特别爱下棋，有时候一坐就几个小时，憋尿也成了常有的事情。渐渐地，问题来了，刚开始时排尿等待、排尿费力，之后就是尿到最后滴滴答答、老是尿不尽，夜尿次数也多了起来。有点苦不堪言了，才来医院就诊，查了B超，发现前列腺的体积比原来大多了。我们给他开了改善排尿的药，并告诉他这个病不能久坐、憋尿，要适当锻炼身体，多走走路。老李依从性还真不错，除了下棋，把注意力还转移到了健身锻炼上，并且下棋也没那么专注了，一坐几个小时不起身的事情再也没发生。每天上午和下午，他都会来一次快步爬山。不知不觉中，那些恼人的症状日渐减轻了，慢慢地药也减掉了。至今，老李已经风雨无阻、寒暑不变地爬了3年的山，快步疾走了3年的路，他已2年多没有吃药了，过去那些令人难堪的症状已经远离他而去。今年单位组织了一次体检，医生告诉他："你的身体保持得很好，前列腺体积与去年相比没有明显增大。"他甭提有多高兴了，还特意过来告诉我们一下。

2. 宜早治疗　当患者出现明显的排尿不畅、夜尿增多、尿液变细等前列腺增生症状时，应及时去医院咨询专科医生，进行相关理化检查，制定治疗方案、干预措施，及时改善症状，预防并发症的发生。

3. 宜保持良好心态　由于前列腺增生患者有不同程度的夜尿增多、排尿困难，甚至尿床的症状，导致患者夜间休息差，加之有尿急、尿后滴沥不尽，患者常年待在家里，不能出门，害怕一出门就有尿裤子的现象，患者时常有紧张恐慌、精神不振、疲劳乏力、情绪低落、兴趣减退等现象。而这种情绪严重影响患者的生活质量，使前列腺增生的不适加重。其实只要我们对前列腺增生有一个正确的认识，认识到它是一个良性的疾病，从心理上消除恐惧、紧张的情绪，这对我们生活质量的改善也是大有裨益的。

十、前列腺增生日常调护包括什么

🏺 生活调理

生活规律：生活作息要规律，起居有节，不能长期熬夜、早起。道家崇尚"天人合一"，养生提倡"日出而作，日落而息"，从现代医学角度讲，维持一个好的生物钟，对于保持良好的身体功能必不可少。

养成良好生活习惯：要戒烟限酒，保持大便通畅，避免便秘的发生。适时增减衣物，要时刻注意避风寒、防感冒。每晚坚持热水坐浴 15 分钟，此法能使局部血管扩张，改善血液循环，促进新陈代谢，改善前列腺增生症状。有小便要及时排出。药王孙思邈在《千金要方》中曾经指出："忍尿不便，膝冷成痹。"此意即长期憋尿会导致双膝疼痛的发生。此外，他还指出小便时不要过度屏气用力，过度屏气会损伤肾气，肾气又是人一身之气的根本。老年人本来肾气就会有所亏虚，长期肾气渐亏，必然导致一个身体健康受损的状态，其他身体部位的功能失调便发生了。

定期体检： 中老年人每年至少要请泌尿外科医生肛门指诊检查一次前列腺，观察前列腺的大小及增生情况，以便早期发现，早期治疗。

🍲 饮食调理

饮食结构的差异是引起前列腺增生发病率差异的一个重要因素，因此，饮食调理对于改善前列腺增生症状也显得尤为重要。饮食要清淡，忌肥甘厚腻饮食，如油腻、肥脂、油炸、烧烤及不易消化的食物。宜少食盐，多食蔬菜、水果。

已有研究显示，保持冬瓜、西瓜、葫芦、荠菜、西红柿、黄瓜的摄入，可以延缓前列腺增生速度。

最近有医学专家在意大利开展了一项前列腺增生患者在生活中饮食习惯的调查，其中设有两项专门针对洋葱和大蒜类食物的摄取。结果发现，摄入各种蔬菜（尤其是葱、蒜类）数量和频度偏低的人群前列腺增生明显。进一步研究发现，大蒜中部分成分能够抑制胆固醇及脂肪酸合成中关键酶的生成，而胆固醇的水平与类固醇激素合成和前列腺增生直接相关。一些服用大蒜提取物的前列腺增生患者的症状得到了有效改善。中医认为，葱、蒜类为辛散通阳之品，能够破除寒气积滞，对于壅塞、增生性的疾病，以及易产生瘀滞体质的人而言，有助于气血运行。此外，有研究显示，每天摄入少量葱、蒜属类蔬菜的人，可将罹患前列腺癌的风险降低50%。

保护前列腺要多食含锌丰富的食物。有人认为，吃南瓜子对前列腺具有良好的保健作用，事实上，所有的种子、坚果都含有丰富的锌。其他含锌较多的食物如牛乳、有胚芽的粮食、新鲜的豌豆、胡萝卜、菠菜、香菇及海鲜汤等。

总之，多吃些植物种子和黄绿色蔬菜有利于前列腺的健康。

十一、前列腺增生患者应鼓励饮水还是限制饮水

人可以一天不吃饭，却不能一天不喝水。尤其是老年人，由于大多数都患有冠心病、高血压、高血脂，更是被要求每天喝够2000毫升水。但与此矛盾的是，饱受前列腺增生困扰的老年男性，如果水喝多了，又会出现排尿等待及夜尿增多等问题。怎么喝水才合适呢？早晨起床洗漱后，快速喝250毫升白开水。这样做的目的在于清洗胃、肠，并通便。早饭前后，可能有好几种口服药等着您服用，这时可以喝温开水来完成此事。上午，您可以泡杯绿茶，遛遛弯，活动活动；累了可以稍坐，千万不要久坐。绿茶含有植物雌激素，对缓解前列腺增生很有帮助；而久坐对前列腺的保养则是有百害而无一

利。午饭前后，可能也需要服药，只要记住一个原则：服药用白开水，服药后30分钟方可饮茶。晚饭后，少喝些水，不要饮茶，且最好能出去走走。即使在室内也要起来多动动，以利于喝进去的水尽快排出来。一方面，这能减少睡眠中心脏和肾脏的负担；另一方面，也避免了茶水引起的失眠。

十二、前列腺增生是怎样分度的

前列腺增生分度主要根据直肠指诊的结果。

Ⅰ度：腺体大小较正常增大1.5～2倍，中央沟变浅，突入直肠的距离为1～2厘米，估计重量为20～25克。

Ⅱ度：腺体超过正常2～3倍，中央沟可能消失，突入直肠超过2～3厘米，估计重量为25～50克，有学者称之如鸡蛋大小。

Ⅲ度：腺体超过正常3～4倍，中央沟消失，突入直肠超过3厘米，估计重量为50～75克，有学者称之如鸭蛋大小。

Ⅳ度：腺体超过正常4倍，指检已不能触及前列腺底部，一侧或双侧沟因腺体增大而消失，估计重量在75克以上，有学者称之如鹅蛋大小。

首先，需要指出的是，直肠指检对于前列腺增生的诊断及鉴别诊断都具有十分重要的意义。虽然通过直肠指检对前列腺大小的确定没有仪器检测那样精确，但是直肠指检作为一种无创性的检查手段，对于初步明确前列腺增生诊断简单易行，十分方便，患者易于接受。其次，前列腺癌发生部位多位于前列腺周边带，这通过直肠指检是可以触及的。如果前列腺发生癌变，我们通常可以在前列腺表面触及坚硬且无明显触痛的结节，因此，直肠指检有助于区别良性前列腺增生和前列腺癌，对于前列腺癌的早发现、早治疗，有重要意义。

十三、前列腺增生病情的轻重是根据什么评价的

直肠指诊为前列腺增生分度提供了依据，然而前列腺增生患者症状和尿路梗阻程度并不简单取决于前列腺体积的大小，它们之间不是正比关系。患者症状取决于尿路梗阻的程度、病变发展速度及是否有并发症。目前为评价前列腺增生病情严重程度及对质量的影响，常采用的是国际前列腺症状（I-PSS）评分表和生活质量指数（QOL）评分表，见表1、表2。国际前列腺症状评分是根据患者回答有关排尿、症状的7个问题给予评分，总的评分范围是0~35。根据患者评分将前列腺增生症状分为轻、中、重三度：0~7分为轻度，8~19分为中度，20~35分为重度。排尿症状对生活质量的影响由非常好至非常痛苦，分值为0~6分，这对评价前列腺增生对患者生活质量的影响有着积极意义。

表1 国际前列腺症状（I-PSS）评分表

在最近1个月内，您是否有以下症状？	无	在五次中					症状评分
		少于1次	少于50%	大约50%	多于50%	几乎每次	
1. 是否经常有尿不尽感？	0	1	2	3	4	5	

在最近 1 个月内,您是否有以下症状?	无	在五次中					症状评分
		少于1次	少于50%	大约50%	多于50%	几乎每次	
2. 两次排尿间隔是否经常小于 2 小时?	0	1	2	3	4	5	
3. 是否曾经有间断性排尿?	0	1	2	3	4	5	
4. 是否经常有憋尿困难?	0	1	2	3	4	5	
5. 是否有尿线变细现象?	0	1	2	3	4	5	
6. 是否需要用力及使劲儿才能开始排尿?	0	1	2	3	4	5	
7. 从入睡到早晨起床一般需要起来排尿几次?	没有	1次	2次	3次	4次	5次	
	0	1	2	3	4	5	
					症状总评分 =		

表 2 生活质量指数(QOL)评分表

	高兴	满意	大致满意	还可以	不太满意	苦恼	很糟糕
如果在您今后的生活中始终伴有现在的排尿症状,您认为如何?生活质量评分(QOL) =	0	1	2	3	4	5	6

十四、前列腺增生如何确诊

前列腺增生的确诊主要参考患者症状、体格检查及辅助检查。

症状：包括前列腺增生原发疾病引起的尿频、尿急、排尿困难、尿失禁、血尿等症状，以及合并膀胱炎、肾盂肾炎、肾功能不全时导致的局部及全身症状。上述症状前面已有详细说明，此处不再赘述。

体格检查：直肠指诊是诊断前列腺增生最简单、最常用的检查方法。其操作方法是：患者取膝胸位或仰卧位，医生戴手套，涂润滑剂后，先在肛门外按摩几下，然后手指缓慢伸入肛门内。直肠指诊主要了解前列腺的大小、形态、质地、有无结节及压痛、中央沟是否变浅或消失以及肛门括约肌张力情况。

辅助检查：对于明确诊断及排除其他疾患具有重要意义，常用的辅助检查包括尿常规、前列腺特异性抗原、肾功能测定、尿流动力学检查、B超、X线、CT、MRI、膀胱残余尿量测定、尿道膀胱镜等。

十五、前列腺增生需要与哪些疾病鉴别

需要与前列腺增生相鉴别的疾病主要有以下几种。

膀胱颈部挛缩

膀胱颈部挛缩又称膀胱颈部硬化症，目前认为其病因是综合因素引起的膀胱颈部长期慢性炎症，黏膜充血、水肿、肥厚,妨碍膀胱逼尿肌收缩时的开放机制,引起梗阻。病理表现为膀胱颈部黏膜下层平滑肌被纤维结缔组织所代替,膀胱颈变苍白僵硬,颈口变狭窄,出现膀胱颈梗阻的表现。临床表现为渐进性排尿困难、夜尿增多、尿线变细、尿后余沥,逐渐出现尿不尽、膀胱残余尿,甚至尿潴留。可以看出,其表现与前列腺增生十分相似,可从以下几点鉴别。

1. **发病年龄** 膀胱颈部挛缩发病年龄较前列腺增生早,多集中在 40 ~ 50 岁。前列腺增生多在 50 岁以后发病。

2. **诱发因素** 膀胱颈部挛缩发病前多有反复泌尿系感染病史,排尿困难出现早。前列腺增生多无尿路感染病史。

3. **直肠指检** 膀胱颈部挛缩直肠指检前列腺不大,前列腺增生患者前列腺多有不同程度增大。

4. **膀胱镜检查** 是区别膀胱颈挛缩和前列腺增生的可靠方法。膀胱颈挛缩时,行膀胱镜检查,会发现膀胱颈部黏膜僵直水肿,失去弹性,括约肌呈环状狭窄,颈口后唇隆起,抬高,形成陡峭堤。有时见膀胱颈口呈环状花瓣状改变,令患者做排尿动作,其收缩运动减弱或消失,膀胱内可见小梁、小室形成,输尿管间嵴肥厚抬高。

需要指出的是,若膀胱颈部挛缩合并前列腺增生,行切除前列腺腺体手术时,必须处理膀胱颈部挛缩,不然尿路梗阻症状不能解除。

前列腺癌

前列腺癌易发于老年患者,其早期可无任何症状,当肿瘤增大累及膀胱颈及尿道时，可出现排尿梗阻症状，表现为排尿困难、尿频、血尿、尿不尽，甚至尿潴留。前列腺癌与前列腺增生可从以下几点鉴别。

1. 病程 前列腺癌早期无症状，出现梗阻症状后，可在几个月内迅速进展。前列腺增生发病缓慢，症状逐渐加重，病程可达几年、几十年。

2. 直肠指检 前列腺癌可触及独立的坚硬的结节或前列腺内致密的硬化区；当侵犯精囊及膀胱颈部时，癌组织边界不清，前列腺固定；严重时尿道膜部、膀胱颈部及直肠前壁均可受到侵犯，检查时可触及一片癌组织浸润区，肿物坚硬如石，前列腺不对称。前列腺增生则不同。

3. 前列腺活检 对前列腺内可疑结节行经会阴切开活检，或经直肠穿刺活检，或经尿道切除活检，均可在病理学水平上做出鉴别。

4. 辅助检查 生化指标主要包括前列腺特异性抗原（PSA）与前列腺酸性磷酸酶（PAP）测定。前列腺癌时，两者一般均会升高。然而前列腺按摩、尿路感染及前列腺炎亦可影响 PSA、PAP，PSA、PAP 升高并不一定就是前列腺癌。PSA、PAP 水平在区别前列腺癌与前列腺增生方面的意义将在下文详述。器械检查主要包括 B 超、CT、MRI 以及 X 线检查，以资鉴别。

尿道狭窄

尿道狭窄如果按原因分类，分为功能性尿道狭窄和机械性尿道狭窄。功能性尿道狭窄是由于某些诱因，如尿道周围组织的炎症、外伤，肛门直肠部的炎症、老年人便秘等，造成尿道痉挛，发生排尿障碍。机械性尿道狭窄分为先天性和后天性，后天性尿道狭窄多是感染和损伤所致，如淋菌性尿道炎、术后留置尿管不当、骨盆骨折等。老年人常见的是机械性的、后天性的尿道狭窄。临床表现可因狭窄程度不同而症状不一。主要表现为尿频、尿急、排尿困难、尿线细，重者排尿滴沥、不能排尿。其与前列腺增生的鉴别主要包括以下几点。

1. 尿道狭窄多有明确外伤史、泌尿系感染史。

2. 尿道狭窄体格检查时，沿尿道可触及狭窄部位，直肠指检前列腺不大；前列腺增生则不同。

3. 尿道狭窄时，膀胱尿道造影可明确狭窄部位、程度、长度及各种并发症。

🌿 神经源性膀胱

控制排尿功能的中枢神经系统或周围神经受到损害而引起的膀胱、尿道功能障碍称为神经源性膀胱。其分类方法很多，临床表现不同，与前列腺增生表现相似，有尿频、排尿费力、尿失禁等症状。可根据详细的病史询问、体格检查与前列腺增生鉴别。

1. 病史询问。神经源性膀胱除排尿障碍外，往往伴有大便功能紊乱。询问是否有外伤史、手术史、糖尿病、脊髓灰质炎等，有无尿意、膀胱膨胀等感觉的减退或消失。

2. 体格检查。神经源性膀胱肛门指检前列腺不大，肛门括约肌松弛。

3. 膀胱测压及其他神经系统检查有助于鉴别。

膀胱肿瘤

膀胱肿瘤是泌尿系肿瘤中较常见的肿瘤，多见于40岁以上男性。膀胱肿瘤最常见的症状是间歇性、无痛性肉眼血尿，其初期症状可以表现为尿频、尿急、尿痛，约占10%，也可出现排尿困难，与肿瘤生长部位、浸润深度有关。临床上可依据膀胱镜对膀胱肿瘤做出明确诊断。

十六、前列腺增生常用检查手段包括哪些

1. 尿常规检查　可以了解下尿路症状患者是否有血尿、蛋白尿、脓尿及尿糖。前列腺增生时尿红细胞可能升高，合并尿路感染时白细胞升高。

2. 血肌酐测定　是反映肾功能的敏感指标。前列腺增生进展最严重的并发症是肾积水和肾功能不全。前列腺增生时，膀胱残余尿增加，压力增大，使肾脏内的尿液不能通过输尿管排入膀胱，反而尿液由输尿管反流回肾脏，引起肾功能减退。肾功能减退到一定程度，血中肌酐得不到有效清除，血肌酐水平升高。有害代谢产物在血中蓄积，引起全身性反应，可表现为食欲减退、恶心呕吐、贫血、头痛等症状，易被认为是消化不良、慢性胃炎等消化道症状，贻误病情。因此，有必要对前列腺增生患者行血肌酐测定，早期发现是否存在肾功能不全，及时处理。

3. 血清前列腺特异性抗原（PSA）测定　前列腺特异性抗

原是前列腺上皮细胞产生的蛋白酶类物质，能帮助精液水解液化。正常男性，前列腺上皮细胞与血液间存在着一道生理屏障，血中 PSA 水平较低。患前列腺癌后，肿瘤细胞能够破坏前列腺上皮细胞与血液间的屏障，使得大量 PSA 进入血液。因此，血液中的 PSA 被认为是前列腺癌的肿瘤标志物，并且在早期阶段即可有异常表现。

4. B 超 作为一种无创性检查，具有简单易行、安全无害、价廉高效的优势，在前列腺检查中被广泛应用。超声检查可以了解前列腺的形态、大小、有无异常回声、突入膀胱的程度及残余尿量。目前常用的检查方法有经腹部泌尿系 B 超和经直肠前列腺 B 超。经腹部 B 超可了解有无泌尿系积水、扩张、结石及占位性病变。经直肠前列腺 B 超可清楚观察到前列腺内部结构及测定前列腺大小，精确性高。

B 超报告单常只提供前列腺上下径、左右径、前后径的大小，此处顺便提一下前列腺体积和重量的计算方法，以供患者自我评测。前列腺体积 =0.523× 前列腺三径的乘积。前列腺重量 =1.05× 前列腺体积。

5. 膀胱残余尿量测定 可判断前列腺增生和膀胱颈部梗阻的程度。正常人残余尿量为 0 ~ 10 毫升，轻度梗阻时为 10 ~ 50 毫升，中度梗阻时为 50 ~ 100 毫升，重度梗阻时为 100 毫升以上。一般认为，膀胱残余尿量超过 50 毫升就需要积极处理了。目前常用的检查方法有两种，一种是经腹部 B 超检查，一种是导尿法。导尿法即患者自行排尿后立刻在无菌条件下从尿道外口插入导尿管，收集还存在于膀胱内的尿液，测出容量。前者无创，测定结果与实际有一定的误差；后者可能会引起患者不适，结果准确。

6. 尿流动力学检查　可以对排尿功能进行完整评价，测定指标包括最大尿流率、平均尿流率、排尿时间、尿量等。一般情况下，膀胱积尿量达 300～400 毫升检查结果较为准确，少于 150 毫升会明显影响检查结果。以最大尿流率 ≥ 15 毫升/秒为正常。尿流动力学测定无创伤性，准确率高，已广泛应用于前列腺增生的诊断。临床上，把前列腺增生引起的下尿路梗阻的尿流率曲线进行分期：一是早期，表现为正常曲线；二是中期，曲线呈多波形，提示有手术指征；三是晚期，曲线低平，有断续小波，应尽早手术。此外，尿动力学检查也用来对前列腺增生与神经源性膀胱鉴别，这对于决定治疗方案十分重要，因为后者不能通过手术方法治疗。

7. 静脉尿路造影　如果下尿路症状患者同时伴有反复泌尿系感染、镜下或肉眼血尿、怀疑肾积水或者输尿管扩张反流、泌尿系结石，应行静脉尿路造影检查。应该注意，当患者对造影剂过敏或者肾功能不全时，禁止行静脉尿路造影检查。

8. 膀胱尿道镜检查　怀疑前列腺增生合并尿道狭窄、膀胱内占位性病变时，建议行此项检查。通过尿道膀胱镜检查可了解以下情况：前列腺增大所致的尿道或膀胱颈梗阻特点；膀胱颈后唇抬高所致的梗阻；膀胱小梁及憩室的形成；膀胱结石；残余尿量测定；膀胱肿瘤；尿道狭窄的部位和程度。

十七、前列腺增生与慢性前列腺炎有无相关性

有研究表明，前列腺炎与前列腺增生存在互为诱导的关

系。前列腺增生患者存在腺体增生、腺管堵塞的病理学改变，前列腺液分泌、排出不畅，诱发无菌性炎症，或滋生细菌，诱发细菌性前列腺炎。由于慢性前列腺炎的炎症刺激，易引起前列腺组织充血、水肿，使患者尿路刺激症状（尿频、尿急、尿痛、尿道灼热感等）更加明显，也可加重尿路梗阻（排尿费力、排尿等待）。因此，前列腺增生与慢性前列腺炎可互为因果，导致增生与炎症的恶性循环。

十八、前列腺增生是否会转变为前列腺癌

前列腺癌是指发生在前列腺的上皮性恶性肿瘤。根据病理学分类，前列腺癌包括腺癌、导管腺癌、尿路上皮癌、鳞状细胞癌、腺鳞癌。其中前列腺腺癌占 95% 以上，因此，通常我们所说的前列腺癌就是指前列腺腺癌。有些人担心前列腺增生会转变成前列腺癌，其实大可不必，因为它们是两种完全不同的疾病。前列腺癌的病因目前尚不十分清楚，但认为前列腺癌的发生与发展有明显的雄激素依赖性。前列腺癌发生的先决条件是男性、年龄增加和雄激素刺激三要素。此外，前列腺癌与人种、遗传、生活环境有一定的关系。流行病学研究发现，前列腺增生与前列腺癌的发生没有必然联系。对于前列腺增生患者，定期的直肠指检与 PSA 水平监测有利于减轻患者思想负担。因此，有前列腺增生的患者不宜惊慌、长期生活于阴影之下，只要定期体检，必然可以及时发现病灶，及时处理。

十九、PSA 测定在评价前列腺增生中的意义

PSA 作为前列腺肿瘤标志物，目前被认为具有最好的前列腺癌阳性预测率，它以结合和游离两种形式存在于血浆中。结合型以与蛋白酶抑制剂相结合的形式存在，占绝大多数；游离型占很少一部分。总 PSA 即 tPSA，游离 PSA 即 fPSA。临床以 tPSA 高于 4 纳克 / 毫升为异常。对于 tPSA 高于 10 纳克 / 毫升的患者，有研究表明，被诊断为前列腺癌的概率超过 50%，需行前列腺穿刺活检明确诊断。tPSA 水平为 4 ~ 10 纳克 / 毫升时，认为其位于 PSA 灰区。在此灰区范围内，fPSA 水平与前列腺癌发生呈负相关，fPSA/tPSA<0.1，发生前列腺癌的可能性为 56%；如 fPSA/tPSA>0.25，则发生率仅为 8%。我国 fPSA/tPSA 使用 0.16 作为参考值，fPSA/tPSA<0.16 时，需行穿刺活检。

需要指出的是，急、慢性前列腺炎，前列腺按摩，急性尿潴留等均可引起 PSA 升高，从而混淆基于 PSA 的筛查。有报道指出，Ⅲ A 型前列腺炎（慢性前列腺炎的一种）患者接受 4 周的抗生素和非甾体抗炎药治疗后，其 PSA 值出现显著下降。因此，对于那些年龄偏低，PSA 在 4 ~ 10 纳克 / 毫升范围内，无前列腺癌家族史，伴有前列腺炎症状的患者，应该在穿刺前予以抗感染治疗，待 PSA 水平稳定后再决定穿刺与否。对于长期服用 5α- 还原酶抑制药的前列腺增生患者，持续服用 1 年以上，血清 PSA 水平会降低 50%，为了不影响 5α-还原酶抑制药对前列腺癌的检验效能，可将 PSA 水平加倍评估。此外，有约 30% 的前列腺癌患者血清 PSA 可能不升高，

因此，不能只依靠 PSA 水平来诊断前列腺癌。

所以，对于出现 PSA 水平异常的患者，最好咨询专科医生，做进一步的检查、治疗，避免想入非非，徒增心理负担。

二十、前列腺增生的治疗手段有哪些

1. **观察等待**　适用于轻度下尿路症状（I-PSS 评分 ≤ 7）的患者以及中度以上症状（I-PSS 评分 ≥ 8）同时生活质量尚未受到明显影响的患者。此时，医师需对患者进行健康教育及生活方式指导。患者此期可积极锻炼身体，规律作息时间，调整饮食习惯，避免浓茶、咖啡、酒精等刺激性饮料摄入。此外，可进行膀胱功能训练，适当憋尿，增加膀胱容量和排尿间歇时间。患者要定期至医院体检，进行直肠指诊、尿常规、尿流率、B 超、PSA、肾功能检查，监测前列腺增生程度有无变化及有无癌变，及时调整治疗方案。

2. **药物治疗**　对于前列腺增生快，伴有轻、中度尿路梗阻症状者，可采用药物治疗。前列腺增生患者药物治疗的短期目标是缓解患者的下尿路症状，长期目标是延缓疾病的临床进展，预防并发症的发生。在减少药物治疗副作用的同时保持患者较高的生活质量是前列腺增生药物治疗的总体目标。

目前常用的前列腺增生药物有四类。**第一类**是 α- 肾上腺素能受体阻滞药，作用机制是通过阻滞分布在前列腺和膀胱颈部平滑肌表面的肾上腺素能受体，松弛平滑肌，达到缓解膀胱出口动力性梗阻的作用。其代表药有坦索罗辛、多沙唑嗪、阿夫唑嗪及特拉唑嗪等。**第二类**是 5α- 还原酶抑制药，作用机制是通过抑制体内睾酮向双氢睾酮的转变，进而降低前列腺内双氢睾酮的含量，达到缩小前列腺体积、改善排尿困难的治疗目的。其代表药包括非那雄胺、度他雄胺和依立雄胺。**第三类**是植物制剂，此类药物作用机制复杂，其疗效与 5α- 还原酶抑制药、α- 受体阻断药相当。其代表药有普适泰、沙巴棕、锯叶棕果实提取物等。**第四类**是中草药，中药是纯天然药物，其不良反应小而且成本低廉。本类药物或单独应用，或组方应用，在提高患者生活质量、改善前列腺增生的临床症状等方面优势明显。

3. 手术治疗　重度前列腺增生的下尿路症状已明显影响患者生活质量时，可选择外科治疗，尤其是药物治疗效果不佳或拒绝接受药物治疗的患者，可以考虑外科治疗。

当前列腺增生导致以下并发症时，建议采用外科治疗：①反复尿潴留（至少在一次拔管后不能排尿或多次出现尿潴留）；②反复血尿，5α- 还原酶抑制药治疗无效；③反复泌尿系感染；④膀胱结石；⑤继发性上尿路积水（伴或不伴肾功能损害）。

前列腺增生患者合并膀胱大憩室、腹股沟疝、严重的痔疮或脱肛，临床判断不解除下尿路梗阻难以达到治疗效果者，应当考虑外科治疗。

4. 其他疗法

经尿道微波热疗：适用于药物治疗无效（或不愿意长期服药）而又不愿意接受手术治疗的患者，以及伴反复尿潴留而不能接受外科手术的高危患者。

前列腺支架：是通过内镜放置在前列腺部尿道的金属（或聚亚氨酯）装置，可以缓解前列腺增生所致下尿路症状。仅适用于伴反复尿潴留又不能接受外科手术的高危患者，作为导尿的一种替代治疗方法。

可见，前列腺增生治疗方法多种多样，但需要指出的是，选择治疗方案一定要以患者的个体情况为基础，采用个性化治疗方案，方能取得良好的治疗效果。切记：不存在最好的治疗方法，只存在一个最适合的治疗方案。

二十一、治疗前列腺增生药物有无不良反应及注意事项

1. **α-受体阻断药** 包括阿夫唑嗪、特拉唑嗪、多沙唑嗪、坦索罗辛等。本类药物常见不良反应表现在心血管和性功能方面。心血管方面表现为直立性低血压，临床表现为患者从卧位到坐位或直立位时，或长时间站立而出现血压突然下降超过 20 毫米汞柱，并伴有明显的头晕、头痛、无力、恶心、心慌、认知功能障碍等症状。性功能方面的影响主要为射精异常，表现为逆向射精、不射精和精液量减少。然而也有研究表明，本类药能够改善总的性功能，如可使性欲增强、改善勃起质量、增加性满意度等，患者因服用本类药产生射精障碍的比例很低，不足 1%。对本类药物过敏及有直立性低血压病史的患者不宜服用。此外，为了降低此类药物不良反应，将药物加工成控释片（如甲磺酸多沙唑嗪控释片）或缓释胶囊（如盐酸坦洛新缓释胶囊）的应用逐渐广泛，部分患者会想"是药三分毒"，不经医生同意，擅自减量，将一片药物分几次服用，这种做法是错误的，药物既起不到作用，也增加了发生不良反应

的概率，此类药物宜整片吞服。

2. 5α- 还原酶抑制药 包括非那雄胺、度他雄胺及依立雄胺。非那雄胺和依立雄胺为Ⅱ型 5α- 还原酶抑制药，度他雄胺为Ⅰ型和Ⅱ型 5α- 还原酶的双重抑制药。本类药物最常见的不良反应有勃起功能障碍、性欲减退、乳房增大或肿胀、射精障碍、眩晕及皮疹等。对本类药物过敏者禁用。本类药物的治疗疗程一般要达到 6 个月以上，用药过程中不能随意停药，以期达到最佳治疗效果。

3. 植物制剂 包括普适泰、沙巴棕。本类药物药理作用较为广泛，同时具有 5α- 还原酶抑制药及 α- 受体阻断药作用。此外，还有非特异性抗炎及抗水肿作用，对于前列腺增生合并前列腺炎症疗效确切。本类药物不良反应小，用法用量需依据患者的具体病情而定，疗程以月为单位。

4. 中草药及中成药 在治疗前列腺增生方面也起着重要作用。本类药物或单独应用，或组方配伍，或联合应用，对于改善前列腺增生症状效果明显，副作用较少。此类药物种类较多，具体应用需根据医师医嘱使用，符合中医辨证施治特色，选用最适合的药物，这也是本书要重点介绍的部分，在此不再赘述，详细内容请读者朋友参看后文。

二十二、前列腺增生的手术方式有哪些

手术切除增生的前列腺组织是治愈前列腺增生的根本方法，包括开放性手术和经尿道手术。开放性手术能够比较彻底地切除增生的前列腺组织，但手术危险性较大；经尿道手术损伤小，但技术要求高，有时不容易切除增生的前列腺组织。开放性手术包括耻骨上经膀胱前列腺切除术、耻骨后前列腺切除术、经会阴前列腺切除术。经尿道手术包括经尿道前列腺切开术、经尿道前列腺电切术、经尿道前列腺汽化术、经尿道前列腺激光手术等。

1. 耻骨上经膀胱前列腺切除术 已有近百年历史，经不断完善改进，已成为安全、简单的手术方法。其操作方法是取下腹部正中切口，显露膀胱，进入膀胱内后，切除增生的前列腺组织。本手术对于前列腺腺体较大，突入膀胱内，或同时合并膀胱憩室、结石及肿瘤等膀胱内疾病，以及髋关节强直或尿道狭窄不能经尿道手术者尤为适宜。

2. 耻骨后前列腺切除术 操作方法是取下腹部正中切口，不切开膀胱，经耻骨后间隙，暴露前列腺包膜，在包膜上做横切口，直视下摘除增生的前列腺组织。该手术方法能充分暴露前列腺组织，可在完整摘除增生的前列腺组织的同时，精确止血，且术后较少发生尿失禁及勃起功能障碍。其适宜于中等度大小的前列腺增生，对合并炎症、结石等病变者应首选，以防止感染侵及膀胱。

3. 经会阴前列腺切除术 手术创伤较小，手术病死率较低，适合于全身状况差的高龄患者。但是会阴部解剖层次复杂，手术切口下，术中显露较差，因此手术困难较大，容易并发直肠等周围脏器损伤，甚至造成尿道直肠瘘。这种手术方法适用于前列腺侧叶增生，常用于前列腺癌的治疗，目前临床较少用于前列腺增生治疗。

4. 经尿道前列腺切开术 医师通过电切镜用电切刀切开

一条通道，范围从膀胱颈部直到精阜，切口近端暴露内括约肌纤维，远处深达前列腺外科包膜。切开方位选择在前列腺6点处，其他地方不予切开。这种手术方式的优点是手术时间短、出血少、并发症低，特别适合于不耐受开放手术和经尿道长时间手术的高龄、高危患者。缺点是切除范围不如经尿道前列腺电切除术彻底。

5. 经尿道前列腺电切术　目前被认为是经尿道前列腺切除手术的金标准。医师采用前列腺电切专用设备，分层切除增生的前列腺组织，深度达外科包膜，并彻底止血。为保持术野的清晰，可边切组织边止血。小块的前列腺切除组织，可用膀胱冲洗器冲出。该术式与开放性手术相比，具有出血少、术后恢复快、手术效果好等优点。

6. 经尿道前列腺汽化术　是一种经尿道前列腺电切术的改良术式，所用器械与经尿道电切术的器械基本相同，不同之处在于其发生器还包括汽化功能。汽化电极与前列腺组织接触时会产生瞬间高温，进而达到汽化前列腺组织、取得与前列腺电切术相同的手术效果。汽化电极凝血效果好，因此更易止血，术中出血少，术后效果好。

7. 经尿道前列腺激光手术　与经尿道前列腺电切术或汽化术相比，前列腺激光切除术采用的激光照射于前列腺组织时，可引起蛋白质变性、凝固、坏死、汽化，从而达到切除前列腺组织的目的。激光对于直径小的血管有肯定的封闭止血作用，因此，与电刀切除相比较，激光手术止血速度快，效果确切，患者术中的出血就更少。该术式尤其适用于老年高危等不能耐受开放手术者。

二十三、前列腺增生手术后会有并发症吗

前列腺增生手术作为一种有创治疗方法，术中、术后均可能出现风险。前列腺增生手术并发症包括术中并发症和术后并发症。术中并发症主要是指出血；术后并发症包括早期并发症及晚期并发症。早期并发症常常发生在48小时内，直接与手术和麻醉相关，包括休克、肺不张、急性肾功能衰竭、电解质紊乱等。晚期并发症发生在术后48小时后的康复过程中，包括感染、排尿困难、尿失禁、性功能障碍等。

1. 出血 前列腺增生术中、术后最常见的并发症就是出血，其发生主要与以下因素有关：前列腺位于盆腔内，位置较深，动、静脉供血丰富，采用开放性术式切除前列腺时，往往无法通过缝合止血，只能依靠压迫止血，效果欠佳；前列腺组织内富含纤维素酶，后者可以将愈合组织中的纤维素分解为葡萄糖，影响愈合；术后患者如果发生尿管堵塞或咳嗽等导致膀胱内压力增大的事件，可继发前列腺窝充血而诱发出血。对于可能发生的出血并发症，可采取的干预措施包括：术中仔细止血，手术结束前应清洗掉膀胱内的血凝块，气囊尿管牵拉压迫、封闭前列腺窝止血。术后及时冲洗膀胱，保持尿管引流通畅。术后出现持续、无法控制的出血，必要时可行手术止血。

2. 排尿困难 部分前列腺增生患者术后仍存在排尿困难，其原因可能是多方面的，主要包括：手术操作不当引起膀胱颈部狭窄；手术后尿道感染引起的后尿路狭窄；术中对增生的前列腺组织切除不彻底，残留增生组织引起梗阻；术前合并神经源性膀胱，手术虽然解除了前列腺膀胱颈部梗阻，但神经

源性膀胱依然存在，影响正常排尿。因此，术后出现排尿困难，应先明确病因，对因治疗。术前应完善检查，排除神经源性膀胱的可能；术中尽量防止残留增生的腺体，避免腺体残留导致的梗阻；术后充分预防感染，避免继发性尿路狭窄。

3. 尿失禁　前列腺增生术后尿失禁分为暂时性尿失禁和永久性尿失禁。部分拔除导尿管的患者在术后 2～3 周内出现短暂性尿失禁，这是由于手术对膀胱出口部的刺激及术后留置导尿管对尿道的刺激，多能自愈，也可通过排尿功能锻炼或药物治疗得以纠正。永久性尿失禁主要是由于术中损伤控制排尿的尿道外括约肌，尿道外括约肌张力与膀胱内压力失衡。表现为术后尿液不但可自行解出，而且不排尿时尿液也可随意流出，自己控制不住；或一有尿意需立即排出，根本来不及去厕所。对于永久性尿失禁，可手术安置人工尿道括约肌装置。

4. 性功能改变　主要表现为逆行射精和阴茎勃起功能障碍。前列腺手术切除后，往往导致残留的前列腺窝解剖异常，精液排出的正常通道改变，膀胱颈部功能障碍，尿道嵴变形，精液不通过尿道外口排出体外，而是逆行射入膀胱内，形成逆行射精。前列腺增生耻骨上经膀胱或膀胱外的术式一般对性功能影响不大，有少数患者由于手术损伤了"性神经"分支，会引起阴茎勃起功能障碍。然而，这种损伤多是局限性的，多在 3 个月内可以自愈，性功能也会恢复。经会阴前列腺切除术会损伤会阴部的性神经，术后神经不能恢复正常，性功能永久丧失。此类患者有雄激素产生，因此会有性欲的存在。

二十四、前列腺增生手术后注意事项有哪些

1. 生命体征观察 出血是前列腺增生术后常见的并发症，患者家属及护理人员应注意对患者血压、呼吸、脉搏的观察，及时发现有无出血及其他异常，采取正确及时的治疗措施。

2. 导尿管护理 前列腺增生手术一般情况下均要留置尿管，留置尿管后的护理是前列腺围手术期护理的关键。患者家属及护理人员要密切观察导尿管引流液的颜色、清亮程度，如冲洗液出现红色，并持续加重，应警惕出现继发性出血的可能。同时要保持导尿管引流通畅，维持膀胱冲洗，以便冲出小的凝血块。

3. 切口换药 主要针对开放性手术。开放性手术后，切口附近常要放置引流管，用以引流出切口附近的渗液及局部出血，以保持切口区干燥、清洁，降低切口周围感染发生率。此外，术后常规放置的敷料，需定期更换。

4. 饮食护理 术后患者排气后方可开始进食，消化功能较弱的患者，饮食应逐步恢复，少食较硬、不宜消化的食物，给消化系统一个缓和恢复的时间。

二十五、中医是怎样看待前列腺增生的

中医文献并无前列腺增生病名，前列腺增生表现出的排尿不畅、点滴不通症状与中医学的"癃闭"类似，故在临床中将其纳入"癃闭"范畴辨证施治，现称之为"精癃"。所谓癃

者，即为小便淋漓不畅；所谓闭者，即为小便点滴不通。从中医方面讲，其病理基础与年老肾气渐亏、体内气血运行不畅、肾及膀胱功能失调有关。

中医治疗疾病最重要的特点就是整体观念和辨证论治。整体观念认为人的机体是一个整体，构成人体的各个组成部分之间在结构上不可分割，在功能上相互协调、互为补充，在病理上则相互影响；人体与自然界也是密不可分的，自然界的变化随时影响着人体，人类在能动地适应自然和改造自然的过程中维持着正常的生命活动。这也就是说，首先，前列腺是人体的一部分，一旦病变，不是随随便便"一刀切"就能解决问题的，这与现在所提倡的先进行保守治疗，保守治疗无效行手术治疗的理念不谋而合；其次，人是不可能脱离自然环境和社会环境而生存的，自然环境和人文社会环境都会对人类生理、病理产生影响。因此，中医从很久以前就讲究的是治疗"生病的人"，而不单单是"人生的病"。前列腺增生是人类多种疾病的一种，对它的治疗也应该放在中医大环境之下，讲究总体调理，不应将其与人体其他系统、功能失调状态割裂开来。

辨证论治包括辨证与论治两个阶段。辨证是认证、识证的过程。证是对机体在疾病发展过程中某一阶段病理反映的概括，包括病变的部位、原因、性质以及邪正关系，反映这一阶段病理变化的本质。因而，证比症状更全面、更深刻、更正确地揭示疾病的本质。所谓辨证，就是根据四诊（望、闻、问、切）所收集的资料，通过分析、综合，辨清疾病的病因、性质、部位，以及邪正之间的关系，概括、判断为某种性质的证。论治是根据辨证的结果，确定相应的治疗方法，进而处方用药。一个人同一种病不同阶段可以表现出不同的主要症状、次要症状，因此治疗上侧重当有所不同，辨病与辨证结合方不失偏颇。具体到前列腺增生，从现代医学意义上讲，就是要个性化治疗。

前列腺增生患者年龄渐增，肾气渐亏，阴阳平衡被打乱，肾阴亏虚，阴虚火旺，虚火扰及膀胱，膀胱开合失度，则见小便频数，淋漓不畅，时发时止，遇劳累频发，经久不愈，伴头晕耳鸣、口干、便秘、舌红少苔等。辨证属阴虚火旺证，治疗当滋阴降火为主。若肾阳不足，人体之气不能推动水液运行，则表现为排尿无力，滴沥不爽，甚至尿不能出，尿液清冷，面色发白，神疲乏力，肢冷怕寒，腰膝酸困，舌淡苔白等，辨证属肾阳虚衰证，治疗当温补肾阳为主。

患者素体脾气亏虚，或老龄脾气虚弱，影响膀胱功能，则见时欲小便，而欲解不能，或量少不爽快，腹部坠胀，神疲气短，身体倦怠，舌质淡等症状，辨证当属脾气虚弱证，治疗当益气健脾为主。

所谓"伤于湿者，下先受之"，或外感湿邪，或内生湿邪，与热邪一起下注膀胱，影响膀胱气化功能，则表现为小便灼热黄赤、滴沥不爽、欲解不利、小腹部胀痛，甚至小便不通、口干不欲饮水、大便秘结等症状，辨证当属湿热下注证，治疗当清热利湿为主。

前列腺所在部位为肝经循行部位，肝气郁结，疏泄失常，可致气血瘀滞，阻塞尿道；或年老之人，气虚不能推动血行，气虚血瘀；或憋尿过久，前列腺代谢产物不能排出，败精瘀血凝滞于前列腺，压迫尿道，见小便不畅，尿线变细或点滴而下，或尿道涩痛，小腹胀满隐痛，舌质黯淡，或有瘀斑瘀点，辨证当属气滞血瘀证，治疗当活血化瘀为主。

"百病皆由痰作祟"，痰邪在疾病的发生中起着重要作用，水湿内停，阳气不化，聚而成痰，痰邪留滞前列腺，见小便不畅，尿线细，伴渴不欲饮，舌苔白滑等，辨证属痰湿内蕴，治疗当利湿化痰。

所谓"肺为水之上源，肾为水之下源"，小便的通调与肺气宣发肃降功能密切相关，若肺气不宣，失于肃降，不能通调水道，下输膀胱，"上窍不通则下窍不利"，见小便不通，少腹胀满，发热怕冷，咳嗽，阴茎内疼痛，口渴喜饮水，舌苔薄黄，辨证属肺气郁闭，治当开上涤下。

以上对前列腺常见中医证型做一简要介绍，让大家了解前列腺增生虽是一种病，但不同患者的中医治法却不完全相同，让大家不至于看到或听到某某人吃了什么中药方子或者中成药效果很好，自己也盲目吃药，以至于吃反了，不但病症没有解决，又添新症。

第二篇 益气篇

前列腺增生属中医学"癃闭"范畴，其主要病机为膀胱气化不利，然而其气化之出，有赖于上、中、下三焦功能正常。一部分老年癃闭者，脏气虚弱，但其本在脾胃虚弱，不能升清降浊。脾胃位于中焦，为气机升降枢纽。中焦气化不利，影响下焦气化，膀气不利。正如《黄帝内经》所述：脾病不及，则令人九窍不通。基于上述认识，益气当为治疗前列腺增生的重要治法。

前列腺增生气虚证的主要表现为：脾气虚弱，中焦升运无力，影响膀胱气化功能，故见时欲小便，而欲解不得，或量少而不爽利；脾气虚弱，升运无力，中气下陷，故有腹重坠胀，似欲大便；脾气虚弱，中焦运化失健，化源不足，故见神疲气短、身体倦怠。此外，还可见舌淡、脉缓弱等脾气虚弱征象。

前列腺增生患者，除会出现上述脾气虚弱证候，也可能伴有他脏气虚症状，如肾气虚、肺气虚、心气虚，则需随证加减，必然可以取得良效。

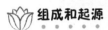

第一讲
经典方剂

一、老人癃闭汤——益气温阳利涩兼

组成和起源

老人癃闭汤

党参15克，炙黄芪15克，茯苓10克，莲子7个，白果7粒，车前子（包）10克，王不留行12克，吴茱萸3克，肉桂（后下）3克，甘草5克。

此方为晁中桓整理山东省郓城县人民医院鹿品三的方。

巧妙搭配

鹿氏认为治疗本病当以一补（补肾益气健脾），黄芪、党参；二利（利小便），茯苓、车前子；三温（温补命门和脾阳），吴茱萸、肉桂。王不留行活血化瘀，莲子、白果收敛固涩。诸药配伍，共奏补中益气、升清降浊、活血祛瘀、温肾利水之功效。

需要指出的是，方中重用黄芪、党参，除取其补气健脾作用外，还蕴含了中医治疗小便不利的常用治法——提壶揭盖法。那么何为提壶揭盖法呢？

提壶揭盖法是治疗癃闭常用的一种方法，取其欲降先升之意。在中医学中，针对不同疾病的发病病机有不同的治法，而其中提壶揭盖法是在治疗水液代谢疾病中极具特色的治法之一。提壶揭盖原指盛满水的茶壶要想使水顺利地倒出来，就必须在壶盖上凿个洞或把壶盖揭开，水才能顺利地流出来。中医理论认为，提壶揭盖法为通过开宣肺气而通利水道的一种治疗方法。提壶揭盖法最早可追溯为金元名医朱丹溪在《丹溪翁传》中的论述："一人小便不通……此积痰在肺，肺为上焦，膀胱为下焦，上焦闭则下焦塞。如滴水之器，必上窍通而后下窍之水出焉。以药大吐之，病如失。"同时也在《丹溪心法》中具体阐述了该法："气虚，用参、芪、升麻等，先服后吐，或参芪药中探吐之；血虚，四物汤，先服后吐，或芎归汤中探吐亦可；痰多，二陈汤，先服后吐，以上皆用探吐。若痰气闭塞，二陈汤加木通、香附探吐之。"可见朱丹溪初意是专为探吐法而设，将之比作滴水之器，闭其上窍则下窍不通，开其上窍则下窍必利，用一种十分形象的比喻深入浅出地表达出来，方便我们后人理解提壶揭盖这一重要治法。

适用人群

本方具有益气健脾、温补肾阳作用。适用于前列腺增生见排尿困难或尿潴留、神疲懒言、气短不续、便溏或便秘、小便清白等症者。对前列腺增生所致的排尿症状有较好的控制作用，也能同时改善老年患者的疲劳不适感，属于较好的男科病治疗组方之一。

　　王某，男，70岁。2013年10月9日初诊。患者自8年前经常出现夜尿频多，尿线变细或中断，曾在多家医院求治，诊为前列腺增生，但疗效欠佳。2周前因过度劳累且受寒而致排尿无力，尿量少，滴沥不尽，夜尿达3次或4次，影响睡眠；伴神疲乏力，形寒肢冷，腰膝酸软，纳少腹胀，大便不实。舌苔白腻，脉细。证属脾肾气虚。治以健脾温肾，化气行水。方选老人癃闭汤加减。药用：炒党参20克，黄芪30克，吴茱萸6克，肉桂（后下）6克，川续断10克，菟丝子15克，炒白术10克，陈皮10克，萆薢10克，车前草15克，王不留行10克，川牛膝15克。14剂，水煎服，每日分两次口服。嘱服药期间饮食清淡，注意保暖。复诊患者自觉疗效佳，前方加减调服30余剂，随访半年述排尿基本正常。

二、补中益气汤——益气升提中气陷

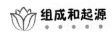 组成和起源

补中益气汤

　　黄芪18克，人参（去芦）6克，白术6克，炙甘草9克，橘皮6克，当归身（酒洗）6克，升麻6克，柴胡6克。

　　本方为金元四大家之一李杲的方，出自《内外伤辨惑论》。李杲自幼天赋聪颖，沉稳安静，喜爱读书。他出生于书香门第，父辈们也都是崇文好读之人，与当时的名流雅士有密

切的交往。他家是当地的豪门望族，富有钱财。李杲虽生在富贵人家，但生活严谨，行为敦厚，令人敬重。李杲二十岁时，母亲王氏患病卧床不起，后因众医杂治而死，李杲痛悔自己不懂医而痛失生母，于是立志学医。当时易水的张元素是燕赵一带的名医，李杲求医心切，不惜离乡四百余里，捐千金拜其为师。凭着他扎实深厚的文学功底，经过数年的刻苦学习，李杲"尽得其学，益加阐发"，名声超出老师，成为一代医家大宗。患者来看病，他总是先诊脉，辨明脉象，而后进行诊断，告诉患者他们患的是什么症，然后从医经里引出经文，加以分析对照，证明自己的诊断与医经的论述完全一致，直到把患者说得心服口服了，才拿起笔处方。经过多年临证，李杲的医技日益精湛，各科疾病均能诊治，当时的人都把他当作神医来看待。

李杲提出"内伤脾胃，百病由生"的观点，同《黄帝内经》中讲到的"有胃气则生，无胃气则死"的论点有异曲同工之妙，形成了独具一格的脾胃内伤学说。李杲是中医"脾胃学说"的创始人。他十分强调脾胃的重要作用，因为在五行当中，脾胃属于中央土，因此他的学说也被称作"补土派"。补中益气汤是他创立的名方之一。

巧妙搭配

方中重用黄芪，味甘微温，入脾、肺经，补中益气，升阳固表，为君药。配伍人参、炙甘草、白术补气健脾为臣，与黄芪合用，以增强其补益中气之功。血为气之母，气虚时久，营血亦亏，故用当归养血和营，协人参、黄芪以补气养血；橘皮理气和胃，使诸药补而不滞，共为佐药。并以少量升麻、柴胡升阳举陷，协助君药以升提下陷之中气，《本草纲目》谓："升麻引阳明清气上升，柴胡引少阳清气上行，此乃禀赋虚弱，元气虚馁，及劳役饥饱，生冷内伤，脾胃引经最要药也"，共为佐使。炙甘草调和诸药，亦为使药。诸药合用，使气虚得补、气陷得升，则诸症自愈。

适用人群

前列腺增生患者具有以下症状者：小便排出困难，尿如细线，时断时续，有时尿闭，尿道涩痛，小腹胀满隐痛，伴乏力气短，口干食少，目眩耳鸣，甚者自觉肛门重坠。此外，临床常用本方治疗内脏下垂、慢性胃肠炎、慢性菌痢、脱肛、重症肌无力、乳糜尿、慢性肝炎等脾胃气虚或中气下陷者。前列腺增生合并上述疾病亦是补中益气汤适应证。

验案

运用补中益气汤治疗前列腺增生在清代就有例证，《清代名医医话精华·许珊林》记录："杭垣万安桥天和烟店伙计，年近七旬，平日体极健壮，身躯丰伟。戊子冬患小便不通，半载有余，久而愈闭，点滴难出，气常下注，胀急欲死，延医诊治。两寸、关脉俱极虚大，两尺细涩不调。医曰：'此症乃中虚清阳下陷，初则不过如癃闭，医者以熟地、桂、附漫补，则清阳愈陷，下窍填塞，遂至胞系闭阻，膀胱之下口与溺管不相顺接，故溺难出，病名转胞。治之极易，何以半年之久，无有识此病者，真属可笑。'予补中益气汤，黄芪重用至一两，加木通三钱，肉桂三分。两剂而便稍通，四剂其病如失。后以补中益气全方，不加利水之药。更嘱其每日淡食猪膀胱数枚，取以胞补胞，同类相感，而安其从前之扰乱。半月后胃强体健。"

三、七味白术散——补运升降调二便

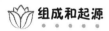 组成和起源

七味白术散

人参7克，白茯苓15克，白术15克，藿香叶15克，木香6克，甘草3克，葛根15～30克。

七味白术散出自宋代钱乙的《小儿药证直诀》，原名白术散。钱乙是中国医学史上第一个著名儿科专家，其撰写的《小儿药证直诀》，是中国现存的第一部儿科专著。它第一次系统地总结了对小儿的辨证施治法，使儿科自此发展成为独立的一门学科。后人视《小儿药证直诀》为儿科的经典著作，把钱乙尊称为"儿科之圣""幼科之鼻祖"。钱乙用七味白术散治疗过儿科的疑难病症，故事是这样的。

一位姓朱的人，有个儿子五岁，夜里发热，白天无事，有的医生作伤寒治，有的医生作热病治，用凉药解表，始终治不好。病儿的症状是：多涎而喜睡。别的医生用铁粉丸下涎，病情反而更重，至第五天，出现大渴引饮。钱乙说："不能用下法治。"于是他拿白术散末一两煎水三升，使病儿昼饮服。姓朱的人问道："饮多了不会泻吗？"钱乙答道："不渗

进生水在里面，是不会泻的。纵使泻也不足怪，只是不能用下法治"。姓朱的人又问："先治什么病？"钱乙说："止渴治痰、退热清里，都靠这味药。"到晚上，药估计服完，钱乙看看病儿，说："可再服三升。"又煎白术散水三升，病儿服完，稍觉好些。第三日，又服白术散水三升，那个病儿再不作渴，也没有流涎了。接着钱乙给其服两剂阿胶散（又名补肺散、补肺阿胶汤），由阿胶、牛蒡子、甘草、马兜铃、杏仁、糯米组成，病就完全好了。

巧妙搭配

七味白术散的功效主要是健脾益气、和胃生津，原用于治疗脾胃久虚，津液内耗，呕吐泄泻频作，烦渴多饮。全方融补、运、升、降为一体，补而不滞，并且针对小儿腹泻脾运不足，容易耗伤阴液的特点，起到标本兼顾的治疗效果。

适用人群

前列腺增生合并有大便异常改变，而器械检查未见明显异常的患者可以选用。前列腺增生伴见面色萎黄、腹泻稀水、夹不消化食物、烦躁不安、口渴不止、小便短少、食欲不振等症，是七味白术散的最佳适应证。运用七味白术散不仅能纠正患者大便异常，而且能从整体上改善患者排尿症状及脾虚体质。

验案

李某，男，75岁，2005年8月25日初诊，小便不畅合并食少半年。患者半年前因感冒出现发热、咳嗽等症，引起小便点滴不出、急迫不能缓，经中西药治疗 1 周后痊愈，但此后一直小便滴沥不尽，尿频、尿急、尿等待明显，每日 8 次或 9 次，量少。严重影响日常生活，食欲不佳，甚至厌食拒食，有时食后欲呕或腹胀，大便失调，常伴有不消化的食物残渣。刻诊见形体消瘦，面色无华，舌淡，苔白腻，脉弱。B 超检查前列腺体积：56 毫升。诊断：前列腺增生。证属脾胃虚弱、无力气化、瘀停中焦。治法：利尿通淋，健脾和中，益气培元，消食导滞。拟七味白术散加味，方药：党参 10 克、茯苓 10 克、焦白术 10 克、藿香 10 克、木香 5 克、葛根 10 克、鸡内金 10 克、砂仁 5 克、甘草 5 克，7 剂，水煎服，每日 1 剂。至 2005 年 8 月 31 日复诊，排尿症状明显好转，已有食欲，食量时多时少，但没有食后欲呕、腹胀等，大便正常。症见形体消瘦，面色渐润，舌淡红、苔白，脉滑。拟上方减砂仁，续服 7 剂，食量正常，神情活泼，体重增加。

四、升陷汤——大气下陷用之验

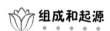 组成和起源

升陷汤

生黄芪 18 克，知母 9 克，柴胡 5 克，桔梗 4.5 克，升麻 3 克。

升陷汤出自清代名医张锡纯的《医学衷中参西录》，具有益气升陷的作用。原方治疗大气下陷证。所谓大气，即中医学

所讲的宗气，乃是脾胃化生的精气与肺从自然界吸收的清气的结合。升陷汤所主病证及加减应用为："气短不足以息，或努力呼吸，有似乎喘；或气息将停，危在顷刻。其兼证，或寒热往来，或咽干作渴，或满闷怔忡，或神昏健忘，种种病状，诚难悉数。其脉象沉迟微弱，关前尤甚。其剧者，或六脉不全，或参伍不调。至其气分虚极者，酌加人参，所以培气之本也。或更加萸肉，所以防气之涣也。至若少腹下坠或更作疼，其人之大气直陷至九渊，必需升麻之大力者，以升提之，故又加升麻五分或倍作二钱也。"

巧妙搭配

升陷汤以黄芪为君药，因黄芪既善补气，又善升气，且其质轻松，中含氧气，与胸中宗气同气相求，可补充胸中宗气。黄芪性稍热，辅以凉润之知母者制约其热性。柴胡入少阳，能引下陷之宗气从左而升；升麻入阳明，能引下陷之宗气自右而升；桔梗为引经药，能载诸药之力到达胸中。诸药合用，可升提下陷之宗气。

适用人群

目前临床应用升陷汤常常治疗心肺系统疾病，如冠心病、心力衰竭、病毒性心肌炎、心律失常、慢性支气管炎、肺气肿、慢性阻塞性肺疾病等。前列腺增生伴上述疾病，出现神疲气短、端坐呼吸时，可以应用升陷汤随症加减治疗。

🪷 **验案**

王某，男，82 岁，患慢性肺病 30 年，同时有前列腺增生，近日因气候变化，气喘加重，甚则不能平卧，排尿费力、尿等待加重，点滴难出，舌淡苔薄白，脉沉细无力。医生予升陷汤加减治疗。2 周之后，气喘症状有所缓解，排尿自觉较治疗前通畅。继续调理一段时间，症状逐渐好转。

第二讲
特色中成药

一、参苓白术丸——健脾化湿身体健

主要成分：人参、茯苓、白术、山药、白扁豆、莲子、薏苡仁、砂仁、桔梗、甘草。

功效主治：益气健脾，渗湿止泻。前列腺增生伴见体倦乏力、食少便溏、饮食不化、肠鸣泄泻、四肢乏力、形体消瘦、面色萎黄、舌淡苔白腻、脉虚缓者可以应用。

从现代医学角度来说，前列腺增生且合并有慢性胃肠炎、慢性支气管炎、贫血、慢性肾炎等，可以应用本药。

用法用量：1 次 6 克，每日 3 次。

注意事项：泄泻兼有大便不通畅，肛门有下坠感者忌服。

服用参苓白术丸时不宜同时服用藜芦、五灵脂、皂荚或其制剂；不宜喝茶和吃萝卜，以免影响药效；不宜和感冒类药同时服用。高血压、心脏病、肾脏病、糖尿病患者应在医师指导下服用。参苓白术丸宜饭前服用或进食同时服。

二、香砂六君子丸——益气健脾痰湿潜

主要成分：木香、砂仁、陈皮、制半夏、党参、白术、茯苓、炙甘草。

功效主治：益气健脾，行气化痰。前列腺增生伴胃中呕吐痞闷、不思饮食、脘腹胀痛、消瘦倦怠、气虚水肿症状者，可以应用本药。

从现代医学角度讲，前列腺增生合并慢性胃炎、胃及十二指肠溃疡病史，出现胃脘胀痛、食少倦怠或恶心呕吐等症状，可以考虑使用本药。

用法用量：1次6~9克，每日2次。

注意事项：饮食宜清淡，忌酒及辛辣、生冷、油腻食物。高血压、心脏病、肝病、糖尿病、肾病等慢性病严重者，应在医师指导下服用。

三、健脾丸——健脾和胃消食恋

主要成分：白术、木香、黄连、甘草、白茯苓、人参、神曲、陈皮、砂仁、麦芽、山楂、山药、肉豆蔻。

功效主治：健脾和胃，消食止泻。适用于前列腺增生伴

脾虚食积者，前列腺增生除排尿症状外，伴食少难消、脘腹痞闷、大便溏薄、倦怠乏力、苔腻微黄、脉虚弱等症。

前列腺增生伴脾虚食积，治当健脾与消食并举。健脾丸重用白术、茯苓为君，健脾祛湿以止泻。山楂、神曲、麦芽消食和胃，除已停之积；人参、山药益气补脾，助茯苓、白术健脾之力，是为臣药。木香、砂仁、陈皮皆芳香之品，功能理气开胃，醒脾化湿，既可解除脘腹痞闷，又使全方补而不滞；肉豆蔻温涩，合山药以涩肠止泻；黄连清热燥湿，且可清解食积所化之热，皆为佐药。甘草补中和药，是为佐使之用。诸药合用，脾健则泻止，食消则胃和，诸症自愈。

用法用量：1次9克，每日2次。

注意事项：饮食宜清淡，忌酒及辛辣、生冷、油腻食物。高血压、心脏病、肝病、糖尿病、肾病等慢性病严重者，应在医师指导下服用。

四、生脉饮——益气生津汗液敛

主要成分：人参、麦冬、五味子。

功效主治：益气生津，敛阴止汗。前列腺增生患者感受暑热，气阴两伤者可以选用，前列腺增生除排尿症状外，伴汗多神疲、体倦乏力、气短懒言、咽干口渴、舌干红少苔、脉虚数。此外，前列腺增生伴慢性肺系疾病久咳伤肺、气阴两虚证也可选用，见干咳少痰，短气自汗，口干舌燥，脉虚细。

方中人参甘温，益元气，补肺气，生津液，是为君药；麦冬甘寒养阴清热，润肺生津，用以为臣。人参、麦冬合用，则益气养阴之功益彰。五味子酸温，敛肺止汗，生津止渴，为佐药。三药合用，一补一润一敛，益气养阴，生津止渴，敛阴止汗，使气复津生，汗止阴存，气充脉复。

用法用量：1次10毫升，每日3次。

注意事项：忌油腻食物。凡脾胃虚弱、呕吐泄泻、腹胀便溏、咳嗽痰多者慎用。感冒患者不宜服用。本品宜饭前服用。高血压、糖尿病患者应在医师指导下服用。

五、玉屏风颗粒——益气固表止汗绵

主要成分：防风、黄芪、白术。

功效主治：益气固表止汗。临床常用于治疗前列腺增生合并有过敏性鼻炎、上呼吸道感染属表虚不固而外感风邪者，前列腺增生除排尿症状外，伴见汗出恶风，面色苍白，舌淡苔薄白，脉浮虚。

方中黄芪甘温，内可大补脾肺之气，外可固表止汗，为君药。白术健脾益气，助黄芪以加强益气固表之力，为臣药。两药合用，使气旺表实，则汗不外泄，外邪亦难内侵。佐以防风走表而散风御邪，黄芪得防风，则固表而不留邪；防风得黄芪，则祛风而不伤正。对于表虚自汗，或体虚易于感冒者，用之有益气固表、扶正祛邪之功。方名玉屏风者，言其功用有似御风屏障，而又珍贵如玉之意。

用法用量：1次5克，每日3次。

注意事项：忌油腻食物。本品宜饭前服用。按照用法用量服用，高血压、糖尿病患者应在医师指导下服用。

六、乌鸡白凤丸——气血补益前列腺

主要成分：乌鸡、鹿角胶、鳖甲、牡蛎、桑螵蛸、人参、黄芪、当归、白芍、香附、天冬、甘草、生地黄、熟地黄、川芎、银柴胡、丹参、山药、芡实、鹿角霜。辅料为蜂蜜。

功效主治：补养气血，调经止带。乌鸡白凤丸处方来源于《寿世保元》中的乌鸡丸，经加减化裁而成；方中以乌鸡为主药，配以当归、白芍、人参、黄芪、地黄、鳖甲、银柴胡等组成，主治气血不足、月经不调、崩漏带下、阴虚盗汗，历来作为妇科用药而被推崇。

乌鸡白凤丸在男科临床也有广泛应用，著名方剂学家张风梧用乌鸡白凤丸治疗慢性前列腺炎取得良好效果。此外，还有应用乌鸡白凤丸治疗阳痿、遗精、精液不液化的报道。前列腺增生患者年岁渐长，气血渐亏，乌鸡白凤丸补益气血力峻。因此，前列腺增生气血亏虚或伴上述疾病属气血亏虚者可以运用。

用法用量：1次6克，每日2次。

注意事项：忌食辛辣、生冷食物。感冒时不宜服用。高血压、心脏病、肝病、糖尿病、肾病等慢性病严重者，应在医师指导下服用。

第三讲
单方验方

一、黄芪——益气补中举下陷

黄芪为豆科植物蒙古黄芪的根。主产于内蒙古、山西、黑龙江等地。甘，微温。归脾、肺经。可治疗脾气虚证、肺气虚证、气虚自汗证及气血亏虚致疮疡难溃难腐。

现代药理研究证实，黄芪含有多种皂苷、黄酮、多糖以及氨基酸、亚油酸、生物碱、胆碱等复杂的化学成分。黄芪能促进机体代谢、抗疲劳、促进血清和肝脏蛋白质的更新；有明显的利尿作用，能消除实验性动物肾炎蛋白尿，改善贫血现象；能升高低血糖，降低高血糖；能兴奋呼吸中枢；能增强和调节机体免疫功能，可提高机体的抗病能力；有较广泛的抗菌作用；能增强心肌收缩力，保护心血管系统，抗心律失常，扩张冠状动脉和外周血管，降低血压，降低血小板黏附力，减少血栓形成；还有降血脂、抗衰老、抗缺氧、抗辐射、保肝等作用。

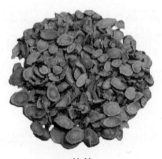

黄芪

用法用量：黄芪15克，冲茶饮。

功效：健脾补中，升阳举

陷，益卫固表，利尿，托毒生肌。前列腺增生伴气短乏力、少气懒言、大便稀溏，或伴脏器脱垂、或体虚出汗、或水肿者均可应用。

二、甘草——益气缓急痛不添

甘草，为豆科植物甘草、胀果甘草或光果甘草的根及根茎。主产于内蒙古、新疆、甘肃等地。甘，平。归心、肺、脾、胃经。能够治疗的病证包括：心气不足，脉结代、心动悸；脾气虚证；咳喘；脘腹、四肢挛急疼痛；热毒疮疡、咽喉肿痛及药物、食物中毒。甘草之名来自"干草"，关于它的名字，还有一段故事。

从前，有位热心肠的郎中，总是运用自己的医术为乡里乡亲治病。有一天，这位郎中又外出数里地为几个病患治病还未回来，这时，他家里来了不少上门求医的人，希望他能帮忙解决痛苦。郎中妻子一看，急了，这可怎么办呢？如果喊郎中回来，那要等到什么时候？可上门求医的人都很急呢，郎中的妻子也是一位聪慧贤淑的女子，她就暗自琢磨：平时看丈夫帮人看病，不就是用那些草药嘛，家里平时也备着一些草药，我就帮他包点草药给这些求医的人，说不定也能解决问题呢？正巧看到家中院子里有一堆干草棍，捡上一根，咬上一口，甘甜可口。于是她将这些干草棍切成片，包成小包，分发给了患者。

一段日子过后，几个病愈的患者登门拜谢。郎中一听，愣住了，心想：我不曾为他们治病啊，这是怎么回事？这时他的妻子将他拉到一边，将事实经过给他讲了一遍。郎中恍然大

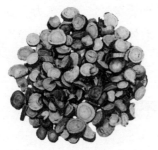
甘草

悟，又将几人病情详加询问，方知他们患了咽喉疼痛、中毒肿胀之病。郎中之后便用这种草药治疗咽喉疼痛和中毒肿胀，因其味道甘甜，也将其称为"甘草"，沿用至今。

现代药理研究证实，甘草有抗溃疡、抗炎、抗惊厥、抗肿瘤、抗变态反应、解毒、镇咳、镇痛、解痉、降低血胆固醇、增加胆汁分泌等药理作用。

用法用量：甘草10克，冲茶饮。

功效：补脾益气，祛痰止咳，缓急止痛，清热解毒。前列腺增生伴心气亏虚所致的心中悸动不安，或脾气亏虚所致的疲乏无力，不耐劳作，或咳嗽气喘，或腹中隐痛，均可应用。

三、人参——大补元气免疫建

人参，其味甘、微苦，性微温。归脾（胃）、肺、心经。最早见于《神农本草经》，列为上品，书云："人参，味甘微寒，主补五脏，安精神，定魂魄，止惊悸，除邪气，明目，开心益智。久服，轻身延年"。

目前，世面上人参产品较多，常见的有生晒参、白参、野山参、红参、有机人参，因它们加工炮制过程不同，其作用特点各有侧重。**生晒参**：性较平和，不温不燥，既可补气，又可生津，适用于扶正祛邪、增强体质、提高抗病能力。**白参（糖参）**：多选用身短、质较次的高丽参，鲜根用沸水烫煮片刻，排针扎孔，再浸糖汁中，然后晒干。性最平和，效力相对较小，适用于健脾益肺。**野山参**：无温燥之性，大补元气，为参中之上品，但资源少，价值昂贵，很少用。**红参**：用高温蒸汽蒸2小时直至全熟为止，干燥后除去参须，再压成不规则方柱状。其功效长于温补，补气中带有刚健温燥之性，长于振奋阳气，适用于急救回阳。**有机人参**：无农残、无化肥、无转基因，最大程度保留了人参的成分与功效。

现代药理研究证实，人参含有多种人参皂苷、挥发油、氨基酸、微量元素及有机酸、糖类、维生素等成分。人参具有强心、抗疲劳、增强神经活动过程的灵活性、增强机体免疫功能、增强性腺功能、降低血糖、抗肿瘤等作用。

用法用量：人参6克，冲茶饮或人参薄片含服。

功效：大补元气，补脾益肺，益气生津，宁心安神。前列腺增生患者合并有免疫功能低下、亚健康状态、性功能减退、精神情志障碍（老年痴呆）可以使用本品。此外，前列腺癌患者、肿瘤切除术后的患者，更适合每日少量服用，增强抵抗力，提高生存周期和生活质量，避免泌尿系逆行感染引起的前列腺增生症状加重。

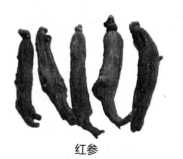

红参

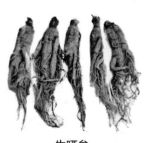

生晒参

四、山药——补脾养胃肾精敛

山药为薯蓣科植物薯蓣的根茎。主产于河南省，湖南、江南等地亦产。习惯认为河南（怀庆府）所产者品质最佳，故有"怀山药"之称。霜降后采挖，刮去粗皮，晒干或烘干，为"毛山药"；或再加工为"光山药"。甘，平。归脾、肺、肾经。主治脾虚、肺虚、肾虚证及消渴气阴两虚证。

山药气味平和，温补而不骤，微香而不燥，是中医常用的一味健脾补气良药。《神农本草经》记载："补虚羸，益气力，久服耳目聪明，轻身延年"。汉代医圣张仲景首创的调理脾胃、气血双补、内外兼治的薯蓣丸，就是以山药为主制成的，《金匮要略》记载其主治虚劳不足，风气百疾，对调治一些慢性疾病和促进康复有良好的作用。近代医学家张锡纯经常用"山药粥"治疗虚劳热，或喘，或咳嗽，或大便滑泻，或小便不利等羸弱虚损之症，屡屡见效。山药的作用从下面的故事可见一斑。

说是在一个诸侯国混战的时代，一个弱国军队不敌强国，打了败仗，被困进一座大山。强国将大山层层包围，以期将对方活活困死。弱国军队外无援兵，内无粮草，处于内外交困状态。粮草断了，大家只有自己想办法活下去，这时饿急了的士兵发现了一种夏天开白花的植物，它的根茎很粗，吃在嘴里甜甜的，并且气力恢复得很好。

就这样，弱国的军队大量采挖这种植物，人吃根茎，马吃藤叶，养得兵强马壮。一天夜里，出一支奇兵，向强国军队杀来，杀了强国军队一个措手不及，反败为胜。之后，这种植物在这个国家备受推崇，人们称之为"山遇"，意为正在缺粮的时候，碰巧在山里遇到了它。

在后来食用的过程中，人们发现这种植物还有健脾胃、补肺肾、治泄泻的药物功效，因此，将"山遇"改名为了"山药"。

从现代药理学意义讲，山药可以提高免疫功能，对体液免疫有较强的促进作用，且可降血糖、抗氧化。

用法用量：内服。煎汤，15～30克，大剂量60～250克；或入丸、散。

功效：补脾养胃，生津益肺，补肾涩精。前列腺增生患者合并免疫功能低下、疲乏短气、遗精滑精、早泄、腰膝酸软明显，或伴糖尿病基础疾病可长期服用。

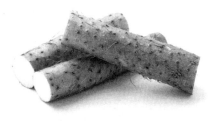

山药

五、大枣——益气养血心神潜

大枣又名红枣，味甘、性温，能补中益气、养血生津。大枣起源于中国，在中国已有8000多年的种植历史，自古以来就被列为"五果"（桃、李、梅、杏、枣）之一，它富含蛋白质、脂肪、糖类、胡萝卜素、B族维生素、维生素C以及钙、磷、铁和环磷酸腺苷等营养成分。其中维生素 C 的含量在果品中名列前茅，有维生素王之美称。

据国外的一项临床研究显示：连续吃大枣的患者，健康的恢复比单纯吃维生素药剂快 3 倍以上。大枣所含有的环磷酸腺苷，是人体细胞能量代谢的必需成分，能够增强肌力、消除疲劳、扩张血管、增加心肌收缩力、改善心肌营养，对防治心血管系统疾病有良好的作用。因此，民间有"日食三颗枣，百岁不显老"之说。目前，临床还用大枣治疗过敏性紫癜、再生障碍性贫血、白细胞减少症、慢性萎缩性胃炎及更年期综合征。

用法用量：劈破煎服，6～15 克。

功效：补中益气，养血安神。前列腺增生合并有身体虚弱、神经衰弱、消化不良、咳喘短气、贫血消瘦、入睡困难者，可长期服用。

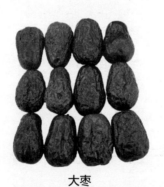

大枣

六、灵芝——宁心安神体强健

灵芝为多孔菌科真菌赤芝或紫芝的干燥子实体。味甘、微苦，性平。灵芝作为拥有数千年药用历史的中国传统珍贵药材，具备很高的药用价值。李时珍编著的《本草纲目》中记载："灵芝味苦、平，无毒，归心、肝、脾、肺、肾五经，益心气，活血，入心充血，助心充脉，安神，益肺气，补肝气，补中，增智慧，好颜色，利关节，坚筋骨，祛痰，健胃。"可见，灵芝对全身五脏之气均有补益作用，是滋补强壮、扶正培本的珍品。

经过科研机构数十年的现代药理学研究证实，灵芝对于增强人体免疫功能、调节血糖、控制血压、辅助肿瘤放化疗、保肝护肝、促进睡眠等方面均具有显著疗效。目前临床应用广泛，神经衰弱、高血压病、高脂血症、冠心病、心律不齐等心血管疾病，慢性支气管炎、支气管哮喘、肺气肿等慢性呼吸系统疾病，慢性肝炎、慢性肾炎、糖尿病等慢性疾病，白细胞减少者及小儿特发性血小板减少性紫癜，癌症患者，均可食用。

用法用量：每日 5～15 克。泡茶，浸酒，制成糖浆等。

功效：能补气养血，养心安神，止咳平喘。前列腺增生合并体质虚弱、面色苍白、心慌头昏、夜寐不宁、失眠多梦及上述心肺基础病者，可以长期食用。

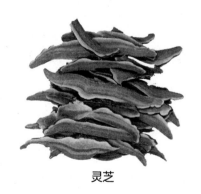

灵芝

第四讲
食疗调护

一、参枣米饭——补气养血疲乏免

原料：党参 10 克，大枣 20 个，糯米 250 克，白糖 50 克。

做法：将党参、大枣放在锅内，加水泡发后，煎煮 30 分钟，捞去党参、大枣，留汤备用。糯米淘净加水适量，放于碗中蒸热后扣在盘中，把枣摆在上面，再将参枣汤液加白糖搅匀，煎成黏汁，浇在枣饭上即可。

功效：补气养胃，固肾利尿。党参具有补脾肺气、补血生津功效，可治疗肺脾气虚证见咳嗽气促、语声低弱，也可治疗气血亏虚证见面色苍白或萎黄、乏力、头晕、心悸。加之大枣补中益气、养血生津。前列腺增生伴疲乏无力、少气懒言、小便无力、大便偏稀或伴贫血者可以使用。有糖尿病史者不宜食用（凡食疗方中含糖者，仿此）。

二、归参鲫鱼羹——气血养腺利小便

原料：鲫鱼 500 克，当归 15 克，党参 15 克，盐、葱、姜各适量。

做法：将当归、党参用纱布包扎，加适量水，同鱼煎煮 1 小时，捞出药包，加盐和葱、姜等。分顿佐餐食用，喝汤吃鱼。

功效：补益气血，通阳化水。党参具有补脾肺气、补血生津的功效，当归养血调血，鲫鱼补脾健胃、利水消肿。三者合用，共奏补益气血、利水之效。前列腺增生伴见面色苍白、疲乏少气、小便滴沥难尽、控制力不足者可以使用，效果明显。

三、黄芪鲤鱼汤——健脾利尿湿热潜

原料：鲤鱼 500 克，黄芪 50 克，糯米 30 克，姜 5 克，盐适量。

做法：将黄芪、糯米洗净。将鲤鱼去鳞、腮及肠杂，洗净，将糯米放入鱼肚，起油锅，用姜把鲤鱼爆至微黄。把鲤鱼与黄芪一起放入锅内，加适量清水，武火煮沸后，文火煮 3 小时，调味即可。

功效：补中益气，健脾利尿。鲤鱼味甘、性平，具有补脾健胃、利水消肿、清热解毒、止嗽下气等功效。《本草纲目》记载："鲤长于利小便，能消肿胀、湿热之病。"鲤鱼富含蛋白质、卵磷脂、氨基酸、维生素及钙、磷、铁等营养成分，具有降低胆固醇、预防动脉硬化与冠心病、营养大脑、增强记忆力等功效。黄芪补气固表、利尿消肿。鲤鱼与黄芪互相配合，可增强补中益气、健脾利水的功效。对前列腺增生伴排尿无力、时欲小便而不得出、用力屏气方能排出、神疲乏力、少气懒言者适用。

四、参芪鸭条——益气健脾水湿填

原料：鸭 1500 克，猪瘦肉 100 克，党参 15 克，黄芪 15 克，茯苓 10 克，盐 6 克，黄酒 10 克，酱油 6 克，大葱 15 克，姜 6 克，植物油 75 克，味精 1 克。

做法：党参、黄芪洗润后切成斜片，茯苓洗净，将党参、黄芪、茯苓放入纱布包中，扎紧。鸭子宰杀后褪净毛，剖开腹，除去内脏，斩去脚，冲洗干净。葱、姜洗净，切成姜片、葱段待用。鸭皮表面用酱油抹匀，下入八成热油锅中炸至金黄色捞出，用温水洗净去油腻，盛入砂锅中。猪肉切成块，下沸水中焯一下捞出，再洗净血污，放入砂锅中，加入黄酒、姜片、葱段、纱布包、食盐、味精、酱油、上汤，用中火烧沸，改用文火焖至鸭烂熟取出，滗出原汤，用纱布滤净待用。将鸭子拆去大骨，斩成 1.5 厘米宽的条块，放入大汤碗内摆好，注入原汤即可。

功效：补中益气，健脾利尿。党参味甘微酸、性平，可补中益气、健脾益肺，用于气虚不足、倦怠乏力等。《本草从新》记载党参："补中益气，和脾胃，除烦渴。"现代研究证实，党参含皂苷、糖类、维生素等成分，有兴奋神经系统、增强机体抵抗力、调节胃肠运动、抗溃疡等作用。黄芪补气，配合茯苓加强利尿，鸭肉补虚行水，配合党参，可补益中气、健脾利尿，对于前列腺增生伴尿无力、排尿困难、倦怠乏力、小腹坠胀或气陷脱肛等有较好疗效。

五、陈皮鸭——调气健脾利水便

原料：老鸭 1500 克，黄芪 30 克，陈皮 10 克，芡实 30 克，猪瘦肉 100 克，盐 8 克，料酒 15 克，酱油 10 克，姜 10 克，大葱 15 克，菜籽油 25 克，味精 1 克。

做法：将老鸭宰杀后，去毛和内脏，洗净。在鸭皮上抹一层酱油，下入八成热油锅炸至皮色金黄捞出。用温水洗去油腻，盛入砂锅内，加适量水。将猪瘦肉切块，下沸水中焯一下捞出，洗净血污。加入黄芪、陈皮、芡实、味精、食盐、料酒、酱油、姜片、葱段。再将砂锅放于炉上，用文火焖到老鸭熟时取出，浏出原汁，滤净待用。将鸭子剔去大骨，切成长 15 厘米、宽 5 厘米条块，放入大汤碗内摆好，倾入原汤即成。

功效：补中益气，理气健脾，利水。陈皮味苦、辛，性温，可理气健脾、燥湿化痰、利水通便。陈皮以广东新会所产为佳，具有燥湿化痰、降逆止呕的功效。现代研究发现，陈皮含有挥发油、橙皮苷、维生素等成分，对胃肠道有温和刺激作用，可促进消化液的分泌、排除肠管内积气、增加食欲。鸭肉大补虚劳、健脾利水，芡实固肾涩精、补脾止泻，黄芪补气利尿，与陈皮同用，可补气健脾、理气行水，对前列腺增生伴排尿无力或艰难、神疲乏力、食少便溏等效果良好。

六、白术卤鸡胗——健脾消食利水验

原料：净鸡胗 500 克，大葱、姜各 10 克，白术 10 克，茯苓 10 克，八角 2 克，料酒 10 克，食盐 3 克，味精 1 克，醋 2

克，芝麻油 10 克。

做法：鸡胗洗净，下入沸水锅内焯透捞出。锅内放入清水 800 毫升，下入白术、茯苓、八角、葱段、姜片烧开，煎煮 5 分钟，捞出葱、姜不用。下入鸡胗、料酒烧开，卤煮至鸡胗熟烂捞出，沥去水，切成片，加入食盐、味精、醋、芝麻油拌匀即成。

功效：补中健脾，利尿。鸡胗味甘平、性涩，有消积滞、健脾胃等作用，主治食积胀满、消渴、遗尿等。《本草纲目》记载：疗大人（小便）淋漓、反胃，消酒积等。食用鸡胗可促进胃液的分泌，加强胃的排空运动。白术健脾益气、燥湿利水，茯苓健脾利水、败毒抗癌，与鸡胗同用，可提高补气健脾利水的功效，对于前列腺增生排尿无力、排尿困难、神疲乏力、食少便溏、消化不良者适用。

七、砂仁炖猪肚——理气健脾湿不显

原料：猪肚 1 只，枳壳 10 克，砂仁 5 克，赤小豆 30 克，盐 10 克，姜 10 克，葱 10 克，蒜 15 克。

做法：将枳壳润透，切丝；砂仁烘干打粉；赤小豆洗净。猪肚洗净，姜、蒜切片，葱切段。将赤小豆、枳壳、砂仁粉放入猪肚内，然后放炖锅内；加入姜、葱、盐、蒜，注入清水 1500 毫升。将炖锅用武火烧沸，再用文火炖煮 1 小时即成。

功效：理气健脾。砂仁味辛、性温，可化湿开胃、理气健脾，多用于湿浊内阻、脘痞不饥、脾胃虚寒等。枳壳可理气宽中、行滞消胀，猪肚可补虚损、健脾胃。前列腺增生伴尿无力、不欲饮食、腹胀者，可服用本食疗方。

八、二麻煲大肠——益气健脾举下陷

原料：升麻10克，黑芝麻70克，猪大肠1段，大葱10克，姜8克，盐2克，黄酒5克。

做法：猪大肠洗净，升麻、黑芝麻装入洗净的猪大肠内，两头扎紧。将猪大肠放入砂锅中，加葱段、姜片、盐、黄酒，适量清水，文火炖3小时，熟透即可。

功效：补脾益气，升阳举陷。升麻味辛微甘、性微寒，有清热解毒、升举阳气的功效，为中医治疗脏器下垂、脱肛的要药。《神农本草经》记载芝麻主治："伤中虚羸，补五内、益气力"。二麻同用，不但味美，更可补中健脾、益气。经常食用，对前列腺增生伴小腹坠胀、小便无力而不得出、脱肛等有较好疗效。

第三篇

补阳篇

前列腺增生多于 50 岁后发病，此时机体功能逐渐减退，而肾阳乃一身阳气之根本，易致亏损。《黄帝内经》云："阳化气，阴成形。"肾阳不足，则气化不利，痰湿、瘀血等阴性病理产物容易积聚成形，导致前列腺增生，影响小便正常排泄。因此，温补肾阳是前列腺增生的重要治法。

前列腺增生阳虚证的常见表现：肾阳虚弱，膀胱气化无权，传送无力，则见排尿无力，滴沥不爽，甚则排尿不出；肾阳不足，气不化水，可见尿液澄澈清冷；肾阳不足，周身失于温煦，可见面色苍白、神疲乏力、肢冷畏寒；腰为肾之府，肾阳亏虚则见腰部酸困，得热则减，遇寒加重。

温补肾阳常配合补气、活血、利湿、化痰等药，但需注意，温阳药多辛热燥烈，易耗阴动火，故天气炎热时或素体火旺者当减少用量；凡实热证、阴虚火旺、津血亏虚者自当忌用。

前列腺增生运用补阳法常用配伍如下。

1. 常配伍补气药 《黄帝内经》记载："气有余便是火"。对于阳气不足的患者，补气药与补阳药常常相互配伍使用，阳虚者必有气虚。

2. 常配伍活血药 阳虚患者血液运行迟缓，久则阳虚血瘀，前列腺增生患者属阳虚者后期多兼有血瘀。

3. 常配伍利湿药 前列腺增生阳虚患者多兼有水液停滞，湿停又易阻遏阳气，所以补阳药与利湿药常相互配伍。

4. 常配伍化痰药 阳虚水湿内停日久，则容易生痰，痰又阻遏气机，则水道不通，《伤寒论》云："病痰饮者，当以温药和之"，所以，温阳化痰是前列腺增生常用的配伍方法。

第一讲
经典方剂

一、济生肾气丸——益气温肾行水道

🪷 济生肾气丸的组成与古代用法

济生肾气丸

附子（炮）15克，白茯苓30克，泽泻30克，山茱萸肉30克，山药（炒）30克，车前子（酒蒸）30克，牡丹皮（去木）30克，官桂（不见火）5克，川牛膝（去芦，酒浸）15克，熟地黄15克。

济生肾气丸出自宋代严用和的《济生方》，原名"加味肾气丸"，《济生方·卷四》中云："治肾虚腰重脚肿，小便不利"，"附子（炮）二两，白茯苓（去皮）、泽泻、山茱萸（取肉）、山药（炒）、车前子（酒蒸）、牡丹皮（去木）各一两，官桂（不见火）、川牛膝（去芦，酒浸）、熟地黄各半两。上为细末，炼蜜为丸，如梧桐子大，每服七十丸，空心。米饮下"。济生肾气丸包含药物共计10味，是在金匮肾气丸的基础上增加了牛膝、车前子二药而成。

🪷 济生肾气丸的由来

古方肾气丸首载于张仲景的《金匮要略》，处方由干地黄、山茱萸、山药、泽泻、茯苓、牡丹皮、桂枝、附子八味药组成，故后世习称其为金匮肾气丸、桂附地黄丸、八味地黄丸。宋代陈师文等人奉诏所撰《太平惠民和剂局方》对该方进行了改进，将桂枝改为肉桂，干地黄改为熟地黄，且加大肉桂及制附子的用量，使该药药效有了质的提高，更主要用于肾气虚乏，取名"八味丸"。至南宋医家严用和在"八味丸"基础上加入川牛膝、车前子，化裁制成"加味肾气丸"，并收载于其《严氏济生方》中，后世习称之为济生肾气丸，治肾虚腰重，脚肿，小便不利。

巧妙配伍

济生肾气丸中附子大辛大热，为温阳诸药之首；官桂辛甘而温，乃温通阳气要药；二药相合，补肾阳之虚，助气化之复，共为君药。然肾为水火之脏，内寓元阴元阳，阴阳一方的偏衰必将导致阴损及阳或者阳损及阴，而且肾阳虚一般病程较久，多可由肾阴虚发展而来，若单补阳而不顾阴，则阳无以附，无从发挥温升之能，正如张介宾所言："善补阳者，必于阴中求阳，则阳得阴助，而生化无穷"，故用熟地黄滋阴填精补肾，配伍山茱萸、山药补肝脾而益精血，共为臣药。君臣相伍，补肾填精，温肾助阳，不仅可借阴中求阳而增补阳之力，而且阳药得阴药之柔润则温而不燥，阴药得阳药之温通则滋而不腻，两者相得益彰。

方中补阳药少且量轻，而滋阴药多且量重，可见其立方的宗旨，并非峻补元阳，乃在微微生火，鼓舞肾气，即取"少火生气"之义。再以泽泻、茯苓利水渗湿，配官桂又善温化痰饮；牡丹皮苦辛而寒，擅入血分，合官桂则可调血分之滞，三药寓泻于补，为制约补阴药以避免生湿。

为进一步治疗肾阳虚水肿，小便不通，本方还配伍了牛膝、车前子以清热利尿、渗湿通淋、引血下行，治疗水肿胀满、小便不利、腰膝酸软等肾阳虚水肿症状。牛膝具有活血通经、补肝肾、强筋骨、利尿通淋、引血下行之功效，而车前子具有利尿通淋、渗湿止泻、清肝明目、清肺化痰的作用。济生肾气丸因为加了这两味药，所以在温补肾阳的同时，又增加了化气行水的功效。十种药物配伍精当，使其具有温补下元、壮阳益肾、化气利水、消肿止渴、引火归原的功效。

适用人群

前列腺增生患者最为突出的症状就是排尿不畅、尿频、尿急、夜尿增多。济生肾气丸作为一个补阳的方剂，在应用于前列腺增生患者时，患者除了表现出排尿症状外，也有肾阳虚的症状，如下半身腰酸冷痛、四肢有时不温、乏力。此外，还可伴有性功能方面的明显减退，比如勃起不坚、射精时间缩短等。如果肾阴、肾阳亏虚不显著，仅表现出肾气亏虚，本方是否也可应用？答案是肯定的。因为肾气虚到一定程度必然会有阳虚，而阳虚一定兼有气虚。及早进行干预，可以避免肾气亏虚发展为肾阳亏虚。

综上，我们总结一下本方的适应证为前列腺增生肾阳亏虚证和肾气亏虚证，其临床表现为：排尿无力，尿失禁或遗尿，尿末余沥不尽；面色苍白，神倦畏寒，腰膝酸软无力，四肢不温；舌淡，苔白，脉沉细。体检：前列腺触诊指检，前列腺偏小或稍大，腺体萎缩，质地韧，无压痛，肛周偏湿滑，行前列腺按摩不困难，前列腺液偏少，前列腺液常规检查白细胞常在正常范围内，无红细胞，卵磷脂小体明显减少。

🪷 加减变化

若夜尿多者，宜肾气丸加五味子；小便频数，面色苍白，体质羸弱，为真阳亏虚，宜加补骨脂、鹿茸等，加强温阳之力；伴勃起功能减退，性欲欠佳，射精偏快，证属命门火衰者，酌加淫羊藿、补骨脂、巴戟天等以助壮阳起痿之力。

🪷 哪些患者不适合使用

若咽干口燥、舌红少苔属肾阴不足、虚火上炎者，不宜应用。此外，若仅体检发现前列腺增大，而无增生伴随的排尿改变，也不宜使用本方，可选用右归丸或右归饮。

🪷 验案

薛某，男，55 岁，2009 年 11 月 16 日初诊。患者排尿不畅，会阴部不适 5 年，在某医院前列腺 B 超检查为前列腺Ⅲ度增生，中西医药物治疗无效，乃至本专科门诊。平素排尿不畅，无力，尿液变细，分叉，中断，且有早泄，勃起不坚，大便稀，脉细，舌淡红，苔薄白。此为脾肾两虚，治疗以壮脾肾之阳，利膀胱之气化。以济生肾气丸合黄芪理中汤加减处方：黄芪 12 克，党参 10 克，白术 10 克，干姜 6 克，茯苓 10 克，淮山药 15 克，山茱萸 10 克，熟地黄 10 克，牡丹皮 12 克，泽泻 10 克，肉桂 6 克（后下），附子 10 克（先煎），车前子 10

克（布包煎），怀牛膝15克，鹿衔草15克，木香6克，芡实10克。15剂。

12月22日复诊，排尿渐畅，大便溏泄好转，阳痿早泄较前亦明显改善，舌脉同前，原方巩固。2010年2月11日，三诊，诸症消失。

🪷 现代药理学研究

济生肾气丸具有改善水液代谢、改善神经功能、调节膀胱内压力的作用。可通过减轻膀胱颈部压力，相对升高膀胱内压而利尿通闭，同时还有调节自身免疫功能等作用。目前，除了将济生肾气丸加减运用到水煎剂中，还应用现代制药技术，将济生肾气丸开发出如水蜜丸、小蜜丸、大蜜丸、颗粒剂、软胶囊等多种中成药剂型，更方便临床应用。

二、五苓散——甘淡渗利湿邪逃

🪷 来源与组成

五苓散

猪苓9克，泽泻15克，白术9克，茯苓9克，桂枝6克。

五苓散出自张仲景的《伤寒论》："太阳病，发汗后，大汗出、胃中干、烦躁不得眠，欲得饮水者，少少与饮之，令胃气和则愈；若脉浮、小便不利、微热、消渴者，五苓散主之。"五苓散由猪苓、泽泻、白术、茯苓、桂枝组成。其古法应用为捣为散剂，每日服用。其现代用法可为散剂，1次服

6～10克；可为汤剂，水煎服，多饮热水，微微汗出，增加本方疗效。

🪷 巧妙配伍

五苓散方中重用泽泻为君，可直达肾与膀胱，利水渗湿。以茯苓、猪苓为臣药，增强君药利水渗湿之力。以白术、茯苓为佐药，健脾、运化水湿。《黄帝内经素问·灵兰秘典论》谓："膀胱者，州都之官，津液藏焉，气化则能出矣"，膀胱的气化有赖于阳气的蒸腾，方中又佐以桂枝温阳化气以助利水，解表散邪以祛表邪，诸药相伍，甘淡渗利为主，佐以温阳化气，使水湿之邪从小便而去。

🪷 适用人群

本方适用于前列腺增生患者初期出现排尿不畅、排尿等待、尿线变细，或伴水肿、咳清稀痰液症状。现代研究证明，五苓散还可以治疗许多现代疾病，如慢性肾炎、肾病综合征、高血压、脑水肿等。前列腺增生合并上述疾病，也是本方的适用范围。

🪷 五苓散加味应用及验案

元代《世医得效方》中的春泽汤，即是在五苓散的基础上又加了一味人参，意在增强补气通阳之力。老年患者多气虚乏力，目前临床也用春泽汤加味治疗前列腺增生阳虚水停的患者。

郭某，男，65岁，退休教师，2008年5月13日初诊。患者排尿费力，尿线变细2年余。近日更觉小便排尿困难，滴沥不尽，常湿裤袜。直肠指检提示：前列腺Ⅰ度肿大，中央沟消失，质中等硬。B超提示：前列腺5.3厘米×4.2厘米×3.1厘米，表面欠光滑，残余尿量200毫升。尿常规提示：白细胞++，余无异常。诊断为前列腺增生并发尿潴留，行插管导尿。刻诊时精神萎靡，面色晦黄，小腹胀痛，坠痛拒按，小便不利。努力时点滴而下，大便秘结，胃纳差。舌质暗红，苔淡白微腻，脉弦细。中医诊断为癃闭，辨证为肾阳亏虚，湿阻尿道。予春泽汤加六一散30克，路路通15克，每日1剂，水煎，分两次服。服药3剂后已无尿闭，行拔除尿管术。服药1周后，排尿较之前明显通畅，小腹部坠胀感消失。之后随症加减，诸症渐愈。

三、右归丸——命门火衰服之效

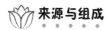 来源与组成

右归丸

大怀熟地黄240克，山药（炒）120克，山茱萸（微炒）90克，枸杞子（微炒）120克，鹿角胶（炒珠）120克，菟丝子（制）120克，杜仲（姜汤炒）120克，当归90克，肉桂60～120克，制附子60～180克。

右归丸载于明代名医张介宾的《景岳全书》，其根据张仲景的肾气丸化裁而来，乃是由肾气丸去牡丹皮、茯苓、泽泻，加入了枸杞子、菟丝子、鹿角胶、杜仲、当归。因此，此

方是去掉了肾气丸中的"三泻",为纯补无泻之方,可峻补元阳,强脾胃之气,以达到"壮水之主,以制阳光"的功效。全方由熟地黄八两,山药(炒)四两,山茱萸(微炒)三两,枸杞子(微炒)三两,菟丝子(制)四两,鹿角胶(炒珠)四两,杜仲(姜汁炒)四两,肉桂二两,当归三两,制附子二两组成。先将熟地蒸烂杵膏,加炼蜜为丸,如梧桐子大。每服百余丸,食前用滚汤或淡盐汤送下;或丸如弹子大,每嚼服二三丸,以滚白汤送下。现代用法:可按原方比例酌减,用水煎服。

巧妙配伍

方中附子、肉桂、鹿角胶培补肾中之元阳,温里祛寒,为君药。熟地黄、山茱萸、枸杞子、山药滋阴益肾,养肝补脾,填精补髓,取"阴中求阳"之义,为臣药。正如张介宾所言:"善补阳者,必于阴中求阳,则阳得阴助,而生化无穷"。佐以菟丝子、杜仲补肝肾,健腰膝;当归养血和血,与补肾之品相配,以补养精血。诸药合用,肝、脾、肾阴阳兼顾,仍以温肾阳为主,妙在阴中求阳,使元阳得以归原,故名"右归丸"。本方从肾气丸中减去"三泻",而加入大队补药,这就使药效专于温补。同时,将肾气丸中干地黄改为熟地黄,也使此方温性大增,而不同于肾气丸的平补。

适用人群

右归丸适用于前列腺增生属肾阳不足、命门火衰者。症状见神疲倦怠,气短乏力,畏寒肢冷,腰膝酸软,阳痿遗精,饮食减少，大便偏稀，遗尿，尿失禁，舌淡苔白，脉沉而迟。

加减变化

气虚明显，整日神疲，不耐劳作，可加党参、黄芪益气；遗精、滑精，精液清冷，或小便浑浊，大便偏溏，可加补骨脂，补肾固精止泻；泄泻以五更时分为主，兼见不消化食物，可加五味子、肉豆蔻涩肠止泻；食欲欠佳，食量减少，或饮食不消化，伴呕吐酸水，可加干姜温中散寒；腹痛不舒，得温痛减，得冷痛增，可加吴茱萸以散寒止痛；腰膝酸痛明显者，可加胡桃肉以补肾助阳、益髓强腰；勃起功能减退者，加巴戟天、肉苁蓉以补肾壮阳。

注意事项

右归丸是个峻补元阳的方子，所以对于阴虚阳亢，出现一派热象的患者，夜晚睡觉出汗，烦躁，发热，小便尿黄，涩痛，不宜应用。此外，本方纯补无泻，对肾虚兼有湿浊者，见四肢困重，大便干结或黏腻不爽，舌苔白腻或黄腻者不宜使用。

验案

孙某，男，60岁，教师，2004年1月18日初诊。自述患前列腺增生4年，入冬后夜间小便增多明显，甚则不能控制小便。经西医检查并做B超示：前列腺增生。口服西药（具体不详）2周，疗效不明显。至门诊就诊，刻诊：面色苍白，形寒肢冷，腰酸膝冷，食欲欠佳。舌淡苔白，脉沉细弱。直肠指检示：前列腺增大，一边缘清楚，中等硬度，中央沟消失。证属肾虚阳衰、瘀血阻滞。治予温阳补肾、化瘀散结。予右归丸加味：熟地黄 10 克，淮山药 20 克，山茱萸 10 克，枸杞子 10 克，菟丝子 10 克，当归 10 克，杜仲 10 克，肉桂 6 克（后下），附片 10 克，鳖甲 10 克，桃仁 10 克，泽兰 10 克，陈皮 10 克，甘草 6 克。服药 7 剂，诸症明显减轻。再服原方 14 剂后告愈。随访半年，病情稳定。

四、真武汤——温肾利水排残尿

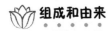 组成和由来

真武汤

茯苓 9 克，芍药 9 克，白术 6 克，生姜 9 克，附子（炮，去皮）9 克。

真武汤出自《伤寒论》，乃是经方。言其经方，一曰其组方经典，出自医圣张仲景《伤寒杂病论》的方剂，具有"简、便、廉、效"特点；一曰《伤寒杂病论》乃方书之祖，奠定了中医学的基础，可称为"医经"，出自其中的方剂便是经方。真武汤是经方中的一首，具有上述两个特点，由茯苓、芍药、生姜、附子、白术组成。

巧妙的配伍

真武汤为治疗脾肾阳虚、水湿泛溢的基础方。脾主运化水湿，脾阳不足，湿邪难化；肾主水，为水脏，肾阳不足，不

能蒸腾气化水液，可致水湿内停。本方以辛甘性热的附子为君药，既可以温补肾阳，化气行水，又可以温助脾阳，运化水湿。方中以茯苓、白术为臣药，茯苓利水渗湿，使水邪从小便去；白术健脾燥湿。以生姜为佐药，取其温散之性，既助附子温阳散寒，又合苓、术宣散水湿。白芍也是佐药，在方中有其深刻意义：一者利小便以行水气，《神农本草经》言其能"利小便"，《名医别录》亦谓之"去水气，利膀胱"；二者柔肝缓急以止腹痛（前列腺增生患者多有小腹胀痛不适）；三者可防止附子燥热伤阴，以利于久服缓治。如此组方，温脾肾以助阳气，小便即利，水邪即除。

适用人群

真武汤是个脾肾并补的方子，它既补肾阳，又温脾阳，所以对于肾阳亏虚兼有脾阳亏虚的人适合用。这边有人要问了，前面这么多补阳的方子，我怎么知道该用什么？我这边简单归纳下，济生肾气丸补阳利水，补的是肾阳；五苓散是个温阳化气利水的方子，没有补肾阳的作用；右归丸峻补元阳，补阳作用最强；真武汤既补脾阳，又补肾阳，并且利水养阴，对于前列腺增生的患者，有小便不利，兼水肿、畏寒肢冷、神疲乏力的可以使用。

此外，现代药理作用证实，本方对慢性肾小球肾炎、心源性水肿、甲状腺功能低下、慢性支气管炎、慢性肠炎、肠结核效果良好。前列腺增生伴上述基础疾病者，可取得良好效果。

验案

李某，男，76岁，于2007年9月14日不能排尿7小时后来门诊治疗。患前列腺增生已25年。近5年来，每年均发生尿潴留3～5次。B超示：前列腺5.5厘米×6.6厘米×5.8厘米。残余尿约1000毫升。肛门指诊：前列腺体积明显增大，质地硬，中央沟消失。患者面色苍白，稍有浮肿。神气怯弱，畏寒肢冷，腰膝酸软，小腹胀痛拒按，尿道口红肿，舌质淡，苔薄白，脉沉细无力。嘱急服真武汤加桂枝、猪苓、车前子、乌药、鱼腥草、葱白，并将热药渣布包后外敷会阴部、小腹部。热敷时患者小便逐渐排出。约1小时后B超检查仍有残余尿150毫升左右。继按前法治疗10天后，残余尿液排尽。

第二讲
特色中成药

一、右归胶囊——温补肾阳效称高

药物组成：右归胶囊即是右归丸组成结合现代技术制成的胶囊，由熟地黄、附子（炮附片）、肉桂、山药、山茱萸（酒炙）、菟丝子、鹿角胶、枸杞子、当归、杜仲（盐炒）组成。

功效主治：温补肾阳，填精止遗。用于肾阳不足，命门火衰，腰膝酸冷，精神不振，身寒畏冷，阳痿遗精，大便溏薄，尿频而清。

前列腺增生伴阳虚体征可以服用，其临床表现为：患者神疲乏力、活力低下；畏寒怕冷、四肢发凉（重者夏天也凉）、身体发沉；腰膝酸痛、腰背冷痛、筋骨痿软；性功能减退、阳痿、早泄，舌淡白，苔薄白。

用法用量：1次5粒，每日3次。

注意事项：前列腺增生伴见阴虚阳亢症状，出现头晕目眩、耳鸣耳聋、盗汗、消渴、骨蒸潮热、手足心热、口燥咽干等症状者不宜服用。此外，伴见舌红苔黄腻，脉滑或数等湿热下注证者不宜服用。

二、羊藿三七胶囊——温阳活血可通溺

药物组成：淫羊藿，云三七。

功效主治：温阳活血，化瘀止痛。用于阳虚血瘀所致的前列腺增生，小便不通。

淫羊藿补肾助阳，祛风除湿；云三七活血止血。本成药功效主要为温阳通脉，化瘀止痛。前列腺增生患者阳虚血瘀是其常见病机因素变化。《黄帝内经》曰："丈夫……六八阳气衰竭于上，面焦，发鬓斑白。七八肝气衰，筋不能动，天癸竭，精少，肾藏衰，形体皆极。八八则齿发去。"男子半百阳气半衰，则筋不能动，天癸竭，肾脏衰。对于前列腺增生阳虚伴有血瘀患者，本成药更为适合。

冠心病、心绞痛也是老年人常见的基础疾病，其归属中医学"胸痹"范畴，阳虚血瘀也是其重要病机。根据异病同治，证同治亦同的原则，羊藿三七胶囊对于前列腺增生合并冠心病、心绞痛的患者尤为适合。其临床表现为：前列腺增生排尿症状，兼见不耐劳作，乏力气短，胸闷胸痛，心中悸动，畏寒怕冷，腰背酸冷，或伴阳痿，舌淡紫，苔薄白，脉弦涩。

用法用量：1次3粒，每日3次。

注意事项：尿潴留急性期忌服。

三、藿阳补肾胶囊——温补肾阳宁心窍

药物组成：人参，鹿茸，淫羊藿，补骨脂，巴戟天，锁阳，菟丝子，肉苁蓉，五味子，丹参，麦冬，远志，石菖蒲，砂仁，牛膝，甘草。

功效主治：温补肾阳。用于肾阳虚证。有研究证明，其能够调节性神经中枢，具有固锁功效，收敛精气不外泄，补肾强身。

本药适用于前列腺增生伴亚健康状态，临床症状除见前列腺增生症状外，伴见身体虚弱、神疲体倦、失眠多梦、恍惚健忘、腰膝酸软等症状。

用法用量：1次4~6粒，每日3次。

注意事项：用于治疗阳虚年老体弱患者，阴虚者忌用。

四、复方玄驹胶囊——温肾壮阳强精好

药物组成：黑蚂蚁、淫羊藿、枸杞子、蛇床子。

功效主治：温肾、壮阳、益精。

复方玄驹胶囊具有较好的温肾壮阳、益气强精功效。针对它的基础研究，我们发现，其具有免疫调节和抗炎、改善精子质量、提高性激素水平的作用，对类风湿性关节炎、强直性脊柱炎、女性不孕等疾病具有良好的治疗作用。在男科领域应用也较为广泛，目前已用于慢性前列腺炎、勃起功能减退、早泄、男性不育、性腺功能减退。前列腺增生合并上述疾病均是本药适应证，症见：前列腺增生排尿症状伴见神疲乏力、精神不振、腰膝酸软、少腹阴器发凉、精冷滑泄、四肢发冷、性欲低下、勃起功能障碍等。

用法用量：1次3粒，每日3次。

注意事项：前列腺增生属于阴虚阳亢、湿热下注者忌服。

五、前列舒乐胶囊——温补脾肾瘀血消

药物组成：淫羊藿、黄芪、蒲黄、车前草、川牛膝。

功效主治：温补脾肾，化瘀利水。用于脾肾两虚、气滞血瘀型前列腺增生、慢性前列腺炎。

前列腺增生（或伴慢性前列腺炎）见面色苍白、神疲乏力、腰膝酸软无力、小腹坠胀、小便不爽、点滴不出、尿频、尿急可以服用本药。

用法用量：1次4粒，每日3次。

注意事项：前列腺增生湿热下注、阴虚阳亢者不宜服用。

六、蚕蛹补肾胶囊——温补肾阳晨勃翘

药物组成：雄蚕蛹、淫羊藿、熟地黄、海龙、枸杞子、刺五加。

功效主治：温补肾阳，主治肾阳虚弱证。

方中雄蚕蛹、海龙属血肉有情之品，填精补肾作用较强，加之淫羊藿温补肾阳，本药对前列腺增生合并勃起功能下降者可取得良好效果。前列腺增生伴见神疲乏力、腰膝酸软、四肢不温、晨勃减少、性欲减退等症状者效果良好。

用法用量：1次2粒，每日2次。

注意事项：前列腺增生阴虚阳亢、湿热下注证禁用。

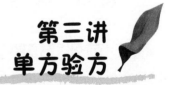

第三讲
单方验方

一、桂枝——通阳化气利溺窍

桂枝为樟科植物肉桂的干燥嫩枝。主产于广东、广西及云南省。春、夏二季采收，除去叶，晒干或切片晒干。

桂枝性辛、味甘，温。归心、肺、膀胱经。发汗解肌，

温通经脉，助阳化气。《医学启源》谓其："去伤风头痛，开腠理，解表，去皮肤风湿。"《本草备要》言："温经通脉，发汗解肌。"可见，桂枝常作为一种发汗解表的药及温通经脉的药，可用来治疗风寒感冒及寒气凝结经脉的痛证。由此可见，桂枝既可走表发汗，又可温里通阳，是一个交通内外阳气的好药，在《伤寒论》中桂枝是应用最频繁的一个药。

前列腺增生引起的小便淋漓不尽，甚至闭而不通，属于中医"癃闭"的范畴，阳气虚衰是其重要病机。且前列腺增生是属于足太阳膀胱经的病证，桂枝入膀胱经，又可以助阳化气，对膀胱气化不利引起的小便不通是一个必备良药。

肉桂是我们家庭常用的调味剂，肉桂和桂枝有什么不同？是不是只是名字的不同呢？在《伤寒论》中桂枝和肉桂是不分的，后来在《备急千金要方》和《太平惠民和剂局方》中才渐渐分开。肉桂和桂枝虽同属于肉桂树的产物，但在中药里，由于各自的药用部位不同，其性味功能主治与临床应用也不尽相同，故不能混为一谈。

所谓肉桂，是指将其树皮去除最外层栓皮后的树干皮，即是桂树的老皮，中医将其形象地称为"肉桂"。而桂枝入药，则仅取其带木质心的嫩枝。中医认为，二者虽均味辛、甘，均能助阳散寒、温经通脉、止痛，均可治脘腹冷痛、风寒湿痹、阳虚水肿以及经寒血滞引起的痛经、经闭、月经不调等证，但两者的药性是有区别的，也就是温阳的力量依次递增。桂枝性轻而走上，肉桂性沉而入下，所以在治疗上感风寒时宜用桂枝，治疗中、下焦寒证取肉桂性沉而入肝肾。正如著名方剂学家周凤梧先生所述："桂枝与肉桂同出于一种樟科常绿乔木桂树之

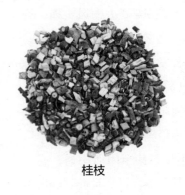

桂枝

身。树的干皮及根皮叫肉桂，干燥的嫩枝即桂枝。两药虽同出一体，但其作用同中有异。二者都能温营血，散寒凝，辛开温通，振奋气血，是其共同之点；但肉桂味厚，主下行而补肾火，能消下焦之阴寒；桂枝气薄，主上行而发散，且能入心扶阳以助心阳。"

桂枝治疗前列腺增生常做茶饮。具体用法：桂枝10克，绿茶3克。先将桂枝置于200毫升水中煎煮至水沸后30分钟，再加入绿茶，泡茶饮用。

注意事项：阴虚阳亢者不可用。

二、淫羊藿——温肾助性前列效

淫羊藿辛、甘，温。归肾、肝经。可补肾壮阳，祛风除湿。这味药壮阳的作用很强，是勃起功能障碍患者的常用药物，也常在食疗里面用。关于它的命名，还有一段故事。

南北朝时期，一些放羊的牧民发现，羊群中的公羊啃食一种草后，其"淫性"会增强：与母羊交配时间、交配频率都会增加。他们将这个事情告知给我国的著名医家陶弘景。陶弘景听说后，颇有兴趣，实地考察后，认为此草确有壮阳作用。之后他便用此草治疗阳痿、早泄、性欲减退患者，疗效良好，以后便成了治疗阳痿的常用药。由于本品可增加羊的性机能，增加"淫性"，因此人们称其为"淫羊藿"。

淫羊藿除了可治疗勃起功能障碍，也对前列腺增生有很好的治疗效果。因其不但有补肾助阳作用，还可以祛风湿，对于老年人前列腺增生合并风湿性疾病或勃起功能障碍尤为适用。现代研究证实淫羊藿还可以抑制血管运动中枢，扩张周围血管，使血压下降，并能镇咳、祛痰、平喘。

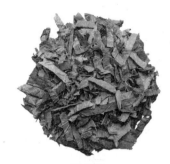

淫羊藿

淫羊藿和仙灵脾是同一种植物，但药用部位不同，仙灵脾是用根，而淫羊藿是用叶，然而因其治疗效果相差无多，现在很多药房不分，把叶和根放一块。因此，淫羊藿的另一个名字就是仙灵脾。

用法：淫羊藿15克，红茶3克。先将淫羊藿置于200毫升水中煎煮至水沸后30分钟，再加入红茶，泡茶饮用。冲饮至味淡。

注意事项：阴虚火旺者不宜服。

三、附子——强心助阳列前茅

附子为乌头的子根，辛、甘，大热，有毒。归心、肾、脾经。主要产于四川、湖南、湖北等地。附子是一味很强的温阳药物，可上助心阳、中温脾阳、下补肾阳，为"回阳救逆第一品药"，其气雄性悍，走而不守，能温经通络，逐经络中风寒湿邪，故有较强的散寒止痛作用，其性辛甘温煦，有峻补元阳、益火消阴之效，凡肾、脾、心诸脏阳气衰弱者均可应用。

然用药时要注意附子的毒性，附子在《神农本草经》中属于下品，为有毒药物，对于其用法宜先煎0.5~1小时，至口尝无麻辣感为度。但目前市售多为黑附片，其饮片嚼之亦不麻口（本丛书主编即亲尝过，故有此说），故有经验的中医只有在用量较大时（＞20克）才先煎，不过人有个体差异，且有的地方亦有用黄附片者（黄附片嚼之麻口），读者朋友若无经验，不可照搬，以免发生意外。

附子反半夏、瓜蒌、贝母、白蔹、白及，常规在同一方剂中不可同时使用。本丛书主编临床常将前四味药同用于阳虚痰热之证，并未见不良反应，但读者朋友没有相关经验不可盲从。如果服用附子后出现心律不齐、血压下降、呼吸抑制，应及时去医院救治，家里有条件可以煎生甘草水口服或者冲服蜂蜜水。

现代药理研究证明，附子有明显的强心作用、有显著的抗炎作用。因为本品有毒，前列腺增生出现明显寒象，伴见特别怕冷，胃脘隐痛、腰膝冷痛特别明显，才推荐使用。此外，前列腺增生合并心力衰竭、心律失常、类风湿性关节炎也是本病的适应证。

用法：先将5克附子置于200毫升水中煎煮至水沸后30分钟，再泡茶饮用。冲饮至味淡。

注意事项：阴虚阳亢，对本品过敏及不能耐受者不宜使用。

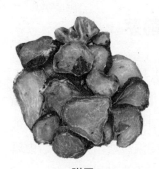

附子

四、益智仁——暖肾固精可缩尿

益智仁为益智成熟的果实。其性味辛，温。归肾、脾经。主产于广东、广西、云南、福建等地。本品可以暖肾固精缩尿，补益之中兼有收涩之性，对于遗精、遗尿、尿频作用显著。有将益智仁、乌药等分为末，山药糊丸，取缩泉丸之义，治肾阳亏虚、下焦虚寒、小便频数，效果颇佳。益智仁是味温肾暖脾的药，但又温而不燥，所以对于前列腺增生脾肾阳虚的患者尤其适用。

中医认为，脾主运化，在液为涎，肾主闭藏，在液为唾。脾肾阳虚，则统摄无权，所以多见涎唾，就是口水唾沫比较多，这就是脾肾阳虚了。《本草经疏》对益智仁有一段经典描述："益智子仁，以其敛摄，故治遗精虚漏，及小便余沥，此皆肾气不固之证也。肾主纳气，虚则不能纳矣。又主五液，涎乃脾之所统，脾肾气虚，二脏失职，是肾不能纳，脾不能摄，故主气逆上浮，涎秽泛滥而上溢也，敛摄脾肾之气，则逆气归元；涎秽下行。"因此，益智仁对于前列腺增生患者后期伴小便失禁、腹中冷痛、口吐涎沫等症状者效果颇佳。

用法：益智仁60克，山药60克，小米300克，加水300毫升煮粥服用。

注意事项：益智仁性温，燥热，能伤阴动火，故阴虚火旺或热证的患者忌用。

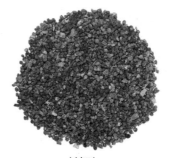

益智仁

五、鹿茸——温阳力峻把酒泡

鹿茸为梅花鹿雄鹿头上尚未骨化而带茸毛的幼角。其性味甘、咸，温。归肾、肝经。从中医角度讲，它为血肉有情之品，具有补肾阳、益精血、强筋骨、调冲任、托疮毒的功效。《本草纲目》称鹿茸："生精补髓，养血益阳，强筋健骨。治一切虚损，耳聋目暗，眩晕虚痢。"可见其补益效果之强。

鹿茸是男科常用药材，常用于治疗阳痿、早泄及男性不育症。本品可以单用，也可复方使用。单用本品，常泡酒饮用，制成鹿茸酒，或与山药共同浸酒，可治疗阳痿不举，小便频数，腰膝冷痛。因此，对于素体阳虚的前列腺增生患者鹿茸酒很适合，症状见畏寒肢冷、阳痿早泄、小便频数、腰膝酸痛、头晕耳鸣、精神疲乏等。

需要指出的是，本品温阳作用较峻，不可过量服用。素体阳虚的患者，如果多服这些大补滋腻之品，第一脾胃不容易消化，出现腹胀，大便不成形状，有的大便偏干，出现便秘；第二，大补的药物需要正气去平衡转化，像鹿茸的话则会出现发热、出汗、神烦、狂躁等症，这都是大补阳气后人体阴液不能很快地平衡。因此，所谓"过犹不及"，当肾阳虚症状纠正后，本品就不宜久服了。

因鹿茸数量有限，价格昂贵，下面简要介绍三种鹿茸类似物，生活中也可应用，且价格较低，大家容易接受。

鹿角：为梅花鹿和各种雄鹿已长成骨化的角。味咸，性温。归肝、肾经。功能补肾助阳、强筋健骨。可作为鹿茸代用品，效力较弱，但兼有活血、散瘀、消肿之效。常用剂量为

5 ~ 15克，水煎服或研末服。

鹿角胶：为鹿角煎熬浓缩而成的胶状物。味甘咸，性温。归肝、肾经。功能补肝肾、益精血。功效虽不如鹿茸之峻猛，但兼有良好的止血作用。适用于肾阳不足、精血亏虚伴有便血等出血症状的患者。常用剂量5 ~ 15克。用开水或黄酒加热溶化后服用。

鹿角霜：为鹿角熬膏所存残渣。味咸性温，归肝、肾经。功能补肾助阳，其力较鹿角更弱，但具收敛之性，有涩精、止血、敛疮之功。前列腺增生肾阳虚患者伴有遗精、出血、疮疡者可以应用。常用剂量10 ~ 25克。

注意事项：阴虚火旺者忌服。

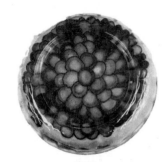

鹿茸片

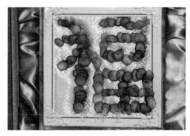

鹿茸片

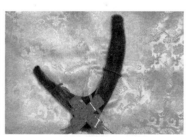

鹿茸

六、肉苁蓉——温肾润肠填精好

　　肉苁蓉是植物肉苁蓉带鳞叶的肉质茎。其性味甘、咸，温。归肾、大肠经。主要功效是补肾助阳、润肠通便。肉苁蓉素有"沙漠人参"之美誉，具有极高的药用价值，是中国传统的名贵中药材。也是药食两用植物，长期食用可增加体力、增强耐力以及抵抗疲劳，同时又可以增强人类及动物的性能力及生育力。肉苁蓉在历史上就被西域各国作为上贡朝廷的珍品，也是历代补肾壮阳类处方中使用频度最高的补益药物之一。

　　现代药理研究证实，肉苁蓉能够明显增强超氧化物歧化酶的活性，具有抗衰老作用；具有调整内分泌、促进代谢及强壮机体的作用；具有提高免疫功能的作用。

　　肉苁蓉是我们日常生活中多见的一种保健品，肉苁蓉泡水也是很多人的选择，它最主要的功能就是补肾，是男性补肾的佳品，同时肉苁蓉还有润肠通便的功能，相对于鹿茸，肉苁蓉则相对便宜得多，而且肉苁蓉比较平和，故大部分人可以接受。因此，前列腺增生阳虚证合并遗精、早泄、阳痿、精液清稀、四肢不温、腰膝酸痛、便秘者，肉苁蓉是个不错的选择。

　　用法：肉苁蓉 10 克，加水 200 毫升，煮水，饮茶。

　　注意事项：本品能助阳、滑肠，故阴虚火旺及经常大便稀溏者不宜服。

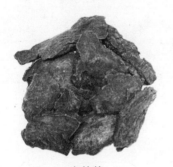

肉苁蓉

七、胡芦巴——温肾助阳寒痛消

　　胡芦巴为豆科植物胡芦巴的成熟种子。其性味苦，温。归肾经。具有温肾助阳、散寒止痛作用。《本草纲目》曰："治冷气疝瘕，寒湿脚气，益右肾，暖丹田。"又"元阳不足，冷气潜伏，不能归元者宜之。"临床常用于治疗肾阳不足、寒凝肝脉、气血凝滞所致各种症状。因前列腺位置为肝经所过，前列腺增生引起的小腹部胀痛，以及前列腺增生合并慢性前列腺炎时睾丸、会阴部的疼痛均可用本品治疗。

　　本药能温肾肝之阳，散筋骨寒湿，前列腺增生伴足膝冷痛、寒湿脚气，也可使用本品。现代药理研究证实，胡芦巴具有利尿、抗炎等作用，这也为治疗前列腺增生提供了生物学依据。

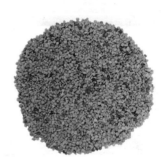

胡芦巴

　　用法：胡芦巴 50 克，清水 500 毫升，煎汤代茶饮用。

　　注意事项：阴虚火旺，前列腺增生属于湿热下注者忌用。

八、温阳通瘀饮——温阳通瘀利尿道

　　原料：穿山甲 100 克，肉桂 160 克。

　　制法：将穿山甲，肉桂研成细粉混在一起。蜂蜜水冲服，每日 2 次，1 次 5 克，20 天为 1 个疗程。一般服药 1～2 个疗程即可明显改善。

功效：温肾助阳，通瘀利尿。

适用人群：前列腺增生素体阳虚，伴见四肢不温、畏寒怕冷、小便淋漓不通、大便偏稀症状者。

注意事项：出现小便带血、尿痛、尿急者不可使用。

九、附子姜甘茶——温肾助阳兼利尿

原料：制附子 1.5 克，干姜 3 克，甘草 3 克，红茶 3 克。

制法：先将附子、干姜、甘草置于 250 毫升水中煎煮至水沸后 30 分钟，再泡茶饮用。冲饮至味淡。

功效：温肾助阳利尿。

适用人群：前列腺增生伴四肢不温、腹中隐痛、小便不尽、大便偏稀者。

十、干姜茶——温补脾肾可利尿

原料：干姜 10 克，红茶 3 克。

用法：用干姜的煎煮液 250 毫升泡茶饮用，冲饮至味淡。

功效：温补脾肾，兼可利尿。

适用人群：前列腺增生伴腹部冷痛、吐泻、饮食量少者，或患者症状冬季加重，伴见咳嗽、咳痰者。

一、杜仲菟丝子炖童子鸡——温肾填精又缩尿

原料：童子鸡 1000 克，杜仲 15 克，菟丝子 15 克，姜 10 克，大葱 15 克，盐 5 克。

做法：将鸡宰杀，去毛及内脏杂物，洗净。杜仲、菟丝子洗净，包入纱布中，扎好，将纱布包放入鸡腹内。放入葱、姜、食盐等调料，再加适量水，把鸡放入砂锅内，先用武火烧沸，改用文火煨炖至鸡肉熟烂即可。

功效：温补肾阳，固精缩尿。杜仲味甘微辛、性温，可补肝肾，强筋骨。《神农本草经》称杜仲："主腰脊痛，补中，益精气，坚筋骨，强志，除阴下痒湿，小便余沥。"菟丝子可滋补肝肾、固精缩尿；鸡肉温中补脾、补肾益精。三者合用，可增强补肾助阳功效，对于尿液澄清、夜尿频、腰膝酸冷的前列腺增生患者适用。

二、苁蓉鸽——温肾行水寒气消

原料：肉苁蓉 20 克，党参 15 克，杜仲 15 克，鸽子 2 只，葱 20 克，黄酒 20 克，食盐适量。

做法：将鸽子宰杀，去毛和内脏，洗净。杜仲用食盐

炒，党参、肉苁蓉洗净，葱切段。将肉苁蓉、党参、杜仲放入鸽子腹内，食盐、黄酒抹在鸽子身上。将鸽子放入蒸盆，加入葱，蒸1小时即成。

功效：温补肾阳，益气行水。如前所述，肉苁蓉补肾阳、益精血之力强，有"沙漠之参"的美誉，现代研究发现其具有降血压、抗动脉粥样硬化、抗衰老作用。辅以杜仲温补肾阳，鸽子补气养血，党参补中健脾，四者合用，增强温补肾阳功效，对尿液清冷、夜尿频多、形寒肢冷的前列腺增生患者适宜。

三、虾马童子鸡——温补命门性事高

原料：虾仁20克，海马10克，童子鸡1只，料酒、味精、食盐、姜块、葱段、淀粉、清汤各适量。

做法：将鸡宰杀，去毛和内脏，洗净。将虾仁与海马用温水洗净，泡10分钟后放在已洗干净的鸡上，加少许葱与姜，蒸熟至烂。虾仁、海马、鸡肉并汤都可吃完。

养生功效：温肾助阳，补命门火。海马具有强身健体、补肾助阳、舒筋活络的功效。虾仁富含氨基酸及多种微量元素，也有补肾壮阳的功效，经常出现在各种食疗书籍中，可提高性欲。鸡肉温补脾肾。三者合用，对于前列腺增生合并性欲淡漠、阳痿不举、阴囊湿冷等尤为适宜。

四、猪腰杜仲粥——暖肾温阳可强腰

原料：猪腰30克，杜仲20克，粳米100克，食盐适量。

做法：将猪腰剖开，去筋膜洗净，切块。杜仲入砂锅中，煎取药汁，去渣备用。粳米洗净，加猪腰块、药汁及清水适量，煮至粥熟，加少量食盐即可。

功效：暖肾温阳，强腰。《本草汇言》记载杜仲功效："凡下焦之虚，非杜仲不补；下焦之湿，非杜仲不利；足胫之酸，非杜仲不去；腰膝之痛，非杜仲不除。补肾益肝，实为要剂。"猪腰具有温肾阳作用，与杜仲相得益彰，共奏暖肾助阳之功。前列腺增生腰膝冷痛明显者可以应用。

五、虫草全鸭——温补肾阳利水道

原料：雄鸭1只，冬虫夏草5枚，葱、姜、食盐各适量。

做法：雄鸭去毛及内脏，洗净后，放入砂锅，再放入冬虫夏草和食盐、姜、葱等调料，小火煨炖，熟烂即可。

功效：温补肾阳，行气利水。冬虫夏草与人参、鹿茸并列为三大补药。现代研究证实，其具有抗癌、滋补、免疫调节、抗菌等功效。鸭肉大补虚劳、行水，配合冬虫夏草，不但味道鲜美，而且可补肾助阳利水，对前列腺增生尿频、尿等待、腰膝酸冷者有较好疗效。

六、参芪益智炖龟肉——温阳益肾溲逍遥

原料：乌龟 500 克，鹿茸 2 克，高丽参 5 克，益智仁 15 克，盐 5 克，味精 2 克。

做法：将高丽参、鹿茸、益智仁洗净。乌龟用开水烫，去龟壳、肠脏，洗净。将全部用料放入炖锅内，加适量开水，炖 3 小时调味即可。

功效：温补肾阳，固精缩尿。龟肉味甘、性平，有滋阴壮阳、防癌抗癌、益阴补血等功效。龟肉含有较多的免疫活性物质，常食可增强人体免疫功能。鹿茸补精髓、助肾阳、强筋健骨。高丽参可大补元气、滋补强身，益智仁暖肾、固精缩尿。四者合用，可温补肾阳、强筋健骨、固精缩尿，对前列腺增生引起的夜尿频多、排尿无力、尿道会阴不适、尿液清冷、形寒肢冷有良效。

七、补肾核桃粥——温肾助阳固精尿

原料：粳米 30 克，核桃 30 克，莲子 15 克，山药 15 克，杜仲 15 克，补骨脂 15 克。

做法：将核桃仁捣碎备用。山药洗净去皮，切小块备用。杜仲和补骨脂用纱布包好备用。大砂锅加适量清水，放入全部主料煮粥。加适量红糖调味。

功效：温补肾阳，固精缩尿。核桃补肾养血、补虚劳，主治肾气虚弱所致小便频数、四肢无力。现代医学证明，核桃含有丰富的磷、锌、铬等微量元素，对保持心血管健康、内分

泌功能正常及抗衰老具有重要作用。杜仲、补骨脂补肾、固精缩尿,莲子、山药健脾补肾,与核桃同用,脾肾双补。本方对前列腺增生引起的尿频、夜尿多、小便余沥不尽、腰膝酸冷有良效。

八、巴戟覆盆子炖猪脬——温补肾阳缩尿脬

原料:1个完整的猪膀胱,巴戟天15克,覆盆子15克,盐3克。

做法:猪膀胱用粗盐擦洗净,用沸水烫过。将巴戟天、覆盆子洗净。巴戟天、覆盆子放入猪膀胱内,置于炖锅内,文火炖1小时,调味即可。

功效:温补肾阳,缩尿。中医认为,以形补形,也就是俗话说的"吃什么,补什么"。吃膀胱也可补膀胱。猪膀胱就是猪脬,有补肾缩尿之功,主要用于肾气不固、遗尿或小便淋漓不尽;巴戟天补肾温阳、祛风除湿、强筋健骨;覆盆子益肾、固精、缩尿。三者相合,增强了温肾固精、缩尿的功效,对前列腺增生尿频、夜尿多、尿无力、腰膝酸冷等肾阳不足者效果良好。

第四篇

滋阴篇

《黄帝内经》云："丈夫……七八肝气衰，筋不能动，天癸竭，精少，肾藏衰，形体皆极。"讲述了男性在50岁以后的正常生理衰老现象。男性在50岁以后，肾精、肾气渐亏，体能下降，往往会伴有头晕目眩、耳鸣耳聋、牙齿松动、腰膝酸痛、遗精等肾阴虚的症状。阴虚会产生内热，身体各个器官均会失去濡养的功能，导致正常功能受到影响。

前列腺增生人群中，部分患者往往会伴有口干、口渴、小便灼热、心烦、腰膝酸软、舌红少苔等阴虚症状，需要用滋阴的药物补益肾阴，纠正阴阳失衡。在服用滋阴药物的时候，有以下注意事项：滋阴药物大多有一定滋腻性，脾胃虚弱、痰湿内阻、腹满便溏者慎用；长期服用往往要与健脾助运药物相配伍，如山楂、神曲、鸡内金、砂仁、陈皮等；所谓"阴阳互根互用"，在滋阴的时候少佐以温阳药，以达到更好的治疗效果。

第一讲
经典方剂

一、六味地黄丸——三补三泻肾阴足

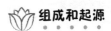 **组成和起源**

六味地黄丸

熟地黄 24 克，山茱萸肉 12 克，干山药 12 克，泽泻 9 克，牡丹皮 9 克，白茯苓（去皮）9 克。

六味地黄丸，原名"地黄圆（丸）"。古籍中记载同名的方子较多，而宋代钱乙《小儿药证直诀》中的"地黄圆（丸）"属于现在临床常用的六味地黄丸。熟地黄八钱，山茱萸、干山药各四钱，泽泻、牡丹皮、茯苓（去皮）各三钱，共为细末，炼蜜为丸，空腹淡盐汤或温水送服，也可作汤剂煎服。因方中药共六味而以地黄为君，后世为了区别其他"地黄圆（丸）"，故名为六味地黄丸。说起六味地黄丸，还有一段典故。

北宋年间，公元 1079 年，太子病重，太医久治不愈，皇帝发榜广招名医，钱乙应诏入京。由于当时的太医一部分已经成了靠"家学渊源"吃饭的花架子医生，钱乙这个"土郎中"并不受重视。但钱乙就是凭着自己所学，不泥古法古方，随证化裁，治好了太子的疾病，受到皇帝的重用和赏赐，顿时誉满京城，年纪轻轻便步入太医行列。有的人认为钱乙确有真才实学，对其医术钦佩之至，有的人却认为其用的是"土办法"，不懂医经，登不得大雅之堂，治好太子的病只是巧合。

六味地黄丸是钱乙和其弟子阎孝忠在一次为患者治病的过程中形成的。有位大夫带着钱乙开的儿科方子说："钱太医，我有一事需向你请教，究你这张方子方义，当是取张仲景《金匮要略》八味丸所开，由地黄、山药、山茱萸、茯苓、泽泻、丹皮、附子、肉桂组成，然而你却少了附子、肉桂两味药，应该是忘掉了吧？"钱乙笑着说："并不是我忘了，张仲景的八味丸是针对成年人肾阳不足所设，小儿则阳气充足，我认为可去掉附子、肉桂，以免化火，化火则可导致小儿暴热伤络而流鼻血，你说呢？"这位大夫听后，连声说道："钱太医考虑的甚是，师古而不泥古，灵活变通，受教了。"弟子阎孝忠将老师的话记录下来，编入《小儿药证直诀》一书。就这样，六味地黄丸流传并应用至今。

这个典故也说明了六味地黄丸系宋代太医钱乙针对小儿"肾无实，必主虚"的病理特点，去掉《金匮要略》八味丸中附子、肉桂两味药，创制而成，载于《小儿药证直诀·卷下·诸方》，原名"地黄丸"，用于儿科"治肾怯失音，囟开不合，神不足，目中白睛多，面色白"，即小儿肾虚。

🪷 巧妙配伍

六味地黄丸，是前列腺增生患者肝肾阴虚常用的基本方。此方之精妙不仅在于其熟地黄补肾、山药健脾、山茱萸益肝之"三补"。更有泽泻泄肾利湿，以防熟地黄过于滋腻；牡丹皮清泻肝火，制约山茱萸之温涩收敛；茯苓淡渗脾湿，以助山药健运脾胃，俗称"三泻"。并且泽泻、茯苓有渗利的作用，功效和缓，利小便而不伤正气。六味合用，三补三泻，以补为主，却不滋腻，扶正、滋阴、清利并用，共同改善肝肾阴虚不足型前列腺增生患者的临床不适症状。

❀ 加减变化

若虚火明显者，加知母、玄参、黄柏等以加强清热降火之功；兼脾虚气滞者，加白术、砂仁、陈皮等以健脾和胃。

❀ 适用人群

六味地黄丸，可用于前列腺增生肝肾阴虚的患者。中医治疗讲究辨证论治，只要符合肝肾阴虚的证型，就可以使用。这类患者往往会出现口干、口渴、口唇干裂，目涩、视物模糊，耳鸣如蝉，时断时续；腰膝酸软，隐约不适；午后潮热、盗汗、五心烦热、两颧发红；房事精液偏少等。

❀ 验案

陈某，男，66 岁，2010 年 4 月 27 日初诊。尿急、尿频、排尿困难 4 年，伴夜尿 5 次或 6 次，3 天前突然出现尿闭，某院给予留置导尿管法仍尿闭。诊见：患者痛苦病容，咽干口燥，烦躁易怒，大便干结，舌红少苔，脉细弦。经 B 超前列腺检查确诊前列腺增生。尿液检查：尿蛋白少许，白细胞++，红细胞++，中医证属阴虚火旺，兼下焦湿热，治宜滋阴利湿。药用六味地黄汤加减：生地黄 15 克，炒牡丹皮 10 克，赤芍 10 克，泽泻 10 克，茯苓 10 克，车前子 10 克（包煎），白茅根 30 克，琥珀粉 3 克（冲服），生鳖甲 10 克（先煎），生牡蛎 30 克（先煎）。服药 3 剂，即日小便畅通，拔去导尿管。后用此方加减服用半个月，巩固疗效。

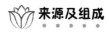 **注意事项**

1. 六味地黄丸以补益为主，补益药具有补虚扶弱的作用，也有"让病邪停留体内，不易祛散"的弊端。当患者出现感冒、咳嗽、发热等外邪入侵症状时，要暂停服用补益药，以免邪恋不去。

2. 某些身体虚弱的患者，消化力弱、脾胃功能差，服用六味地黄丸可能产生胃满腹胀的不适症状，应先服用健脾和中之剂，扶益胃气，待脾胃功能恢复后，再投地黄丸之类的补肾之品。

3. 对于形体肥胖、身重肢困、口黏不爽、舌苔厚腻的患者来说，治疗应该以化痰除湿为主，此时应慎用六味地黄丸，否则可能助湿生痰，使痰湿之邪久滞难去。

二、左归饮——滋补真阴效不错

来源及组成

左归饮

熟地黄 6～30 克，山药 6 克，枸杞子 6 克，炙甘草 3 克，茯苓 4.5 克，山茱萸 3～6 克（畏酸者少用之）。加水 500 毫升，煎至200毫升，饭后服用。

左归饮来源于《景岳全书》，乃明代著名医家张介宾所创，其字景岳。明代医学界，刘完素、朱丹溪的火热论、相火论占统治地位，更有时医偏执一说，保守成方，不善吸取精华，反而滥用寒凉，多致滋腻伤脾、苦寒败胃，成为医学界的时弊。张介宾针对朱丹溪之"阳常有余，阴常不足"创立了"阳非有余，真阴不足"的学说，更加切合实际，创制了许多著名的补肾方剂，左归饮便是其中之一。

❀ 巧妙配伍

方中重用熟地黄为主，甘温滋肾以填真阴；辅以山茱萸、枸杞子养肝血，合主药以加强滋肾阴而养肝血之效；佐以茯苓、炙甘草益气健脾，山药益阴健脾滋肾。合而有滋肾、养肝、益脾之效。

❀ 加减变化

如伴肺热咳嗽、烦躁者，加麦冬6克；伴血液循环不好者，加牡丹皮6克；伴心中烦躁、失眠者，加玄参6克；伴胃中有热，经常饥饿者，加芍药6克；伴自觉有热从骨中透出，且汗多者，加地骨皮6克；伴阴虚不宁，头发早白者，加女贞子6克；伴胁痛、头眩、头痛、目赤、烦躁易怒者，加牛膝6克；伴气血亏虚，容易疲乏者，加当归6克。

❀ 适用人群

左归饮功用是补益肾阴。主治真阴不足证：腰酸遗精，形体消瘦、腰膝酸软、滑泄、健忘少寐、五心烦热、潮热盗汗，口燥咽干，舌红少苔，脉细数。前列腺增生患者出现上述症状者可以服用。

注意事项

左归饮皆以中草药滋补肾阴，填补肾精，补益之力较缓，用水剂取其效力快的优势，适用于肾阴不足较轻的证候。若肾阴亏虚严重的，可以选用在滋阴之中又配以血肉有情的左归丸，补益之力较强。

验案

张大爷，今年 60 多岁，一直体质瘦弱，经常夜间盗汗，手心发热，容易口渴，近 3 个月来出现夜尿明显增多，每晚起床 4 次或 5 次，严重影响生活质量。至医院查 B 超，提示前列腺增生明显，并且有残余尿，其他检查基本正常。医生给予左归饮及坦索罗辛缓释胶囊等治疗 1 个月，夜尿增多明显好转，每夜起床 1 次或 2 次，夜间盗汗、手心发热也有所减轻。

三、一贯煎——养阴疏肝利小溲

来源和组成

一贯煎

北沙参 9 克，麦冬 9 克，当归 9 克，生地黄 18～30 克，枸杞子 9～18 克，川楝子 4.5 克。

🪷 巧妙配伍

从五行讲,肝属木,肾属水,肾为肝之母,肾阴不足可致肝阴不足,肝阴不足、失去濡养可致肝气郁滞。方中重用生地黄滋阴养血、补益肝肾为君药,以达到滋肾阴以养肝阴的作用。当归、枸杞子养血滋阴养肝;北沙参、麦冬滋养肺胃,养阴生津,意在清肃肺气,条达肝气,四药共为臣药。佐以少量川楝子,疏肝泄热,理气止痛,恢复其条达属性。该药性虽苦寒,但与大量甘寒滋阴养血药相配伍,无苦燥伤阴的弊端。

🪷 加减变化

若大便秘结,加瓜蒌仁;有虚热或汗多,加地骨皮;痰多,加川贝母;舌红而干,阴亏过甚,加石斛;胁胀痛,按之硬,加鳖甲;烦热口渴,加知母、石膏;腹痛,加芍药、甘草;两足痿软,加牛膝、薏苡仁;失眠,加酸枣仁;口苦口干,少加黄连。

🪷 适用人群

前列腺增生患者因长期受症状困扰,心理负担加重,常出现胸胁胀痛、喜欢叹息、夜寐不安等症状。本方即适用于这种气阴两虚、肝气郁滞的前列腺增生患者,其主要症状包括胸脘、胁肋疼痛,吐酸水,咽干口燥,善叹息,舌红少津,脉细弱或虚弦等。

注意事项

本方侧重于滋补，虽少佐以行气药，但药以甘甜滋腻为主，有咳嗽痰多、舌苔白腻、脉沉弦等邪气盛实患者，不宜使用。

验案

马老师退休 3 年了，平时对事情反应敏感，突然闲下来，无事可做，忧郁焦虑，最近感到小便不通畅，费力难解，到厕所总要等一会儿才能排出来，并且吐酸水，咽干口燥，善叹息，至中医院就诊，医生体检后告知前列腺增生。给予中药方剂：沙参 12 克、麦冬 12 克、当归 12 克、生地黄 12 克、枸杞子 10 克、川楝子 6 克、菊花 6 克、杭白芍 10 克、郁金 10 克、藿香 10 克、砂仁 6 克（后下）、宣木瓜 10 克等。经治疗 2 个月，各种症状有所减轻，马老师也放心多了。

四、二地鳖甲煎——滋阴补肾性可助

组成和起源

二地鳖甲煎是江苏省中医院男科专家徐福松的经验方，由生地黄、熟地黄、菟丝子、云茯苓、枸杞子、五味子、金樱子、生鳖甲、牡蛎、牡丹皮、丹参、白芍、麦冬、阿胶、桑寄生组成。

🪷 巧妙配伍

二地鳖甲煎以生地黄、熟地黄、生鳖甲为君，滋阴补肾、活血化瘀；枸杞子、菟丝子补肝肾、益精髓，五味子滋阴涩精，牡丹皮通血脉之热结，丹参活血通经，合而为臣；茯苓防滋腻碍脾，以之为佐。麦冬养阴益气，阿胶补阴血之不足，桑寄生强腰脊。鳖甲、牡蛎也具有软坚散结的作用，对于前列腺增生，可使腺体消散变小。

🪷 适用人群

本方适用于前列腺增生合并阴虚所致阳痿患者。保持适度性生活有益身心健康，老年人也有性生活的生理需求，然而由于年老肾中精气渐亏，很多前列腺增生患者伴有勃起功能下降，不能获得满意性生活。徐福松主任指出，见阳痿之病，首先当分清虚实，分清肾之阴阳、肾气、肾精之间的关系。在治疗时，不要盲目地使用补肾壮阳的中药制剂，我们在临床上常见阴虚阳痿患者，使用壮阳补肾药物越多，其阴茎勃起功能障碍症状越重。徐主任将此现象比喻为给一株枯萎的禾苗加强光照（壮阳），结果是禾苗更加枯萎，这时，本该是向禾苗浇水（滋阴），而不是相反地予以烈日曝晒（壮阳）。因此，见阴虚阳痿者，当以滋阴补肾为大法，于大队滋阴降火药中少佐补肾温阳之品。达到阴中取阳之义，方能取得显著疗效。

🪷 验案

吴某，男，55岁，尿频、尿急5年，排尿等待，余沥不尽，尿道涩痛，夜尿 2 次或 3 次，大便偏干，腰膝酸软，性功能下降，房事困难，自服鹿茸酒 2 个月，效果不佳，舌红苔薄黄，脉细。诊断为：精癃、阳痿，证属肾阴不足。处方：生地黄 10 克，熟地黄 10 克，菟丝子 10 克，云茯苓 10 克，枸杞子 10 克，五味子 10 克，金樱子 10 克，生鳖甲 20 克，煅牡蛎 20 克，牡丹皮 10 克，丹参 10 克，白芍 10 克，麦冬 10 克，桑寄生 10 克，蒲公英 15 克。治疗 1 周后，症状有所减轻，排尿好转，涩痛缓解，晨勃有所增加。继续加减治疗 3 个月，排尿及性功能症状明显改善。

五、滋水清肝饮——滋阴清肝郁火除

组成和起源

滋水清肝饮

熟地黄 10 克，当归 10 克，白芍 10 克，酸枣仁 10 克，山茱萸肉 10 克，茯苓 10 克，山药 10 克，柴胡 6 克，山栀子 10 克，牡丹皮 10 克，泽泻 10 克。

本方出自清代高鼓峰的《医宗己任编》，但书中始称"疏肝益肾汤"，又称本方名"滋肾清肝饮"。后《成方切用》误"肾"为"水"，称作"滋水清肝饮"，遂沿用至今。

巧妙配伍

滋水清肝饮由六味地黄汤合丹栀逍遥散组成，具有滋肾清肝功效，用于治疗肾水不足、肝郁化火证。肾阴不足致肝失所养，疏泄失常，肝郁气滞，故以六味地黄汤滋养肾阴，以丹栀逍遥散清肝疏肝。

适用人群

年老之人，小便不畅，内心往往焦躁不安，情志不舒，郁为肝火，本方适用于前列腺增生伴有以下症状者：烦躁易怒，失眠多梦，胁痛口干，舌红、苔黄，脉弦；同时兼有眩晕耳鸣、腰膝酸软、盗汗之阴精不足证。

六、金水六君煎——滋养肺肾湿可祛

组成及来源

金水六君煎

当归6克，熟地黄9～15克，陈皮4.5克，半夏6克，茯苓6克，炙甘草3克。上药加入生姜3～7片，水煎服，饭后温服。

本方来自《景岳全书》。

巧妙配伍

本方具有滋养肺肾、祛湿化痰的作用。熟地黄、当归补养阴血，有四物汤之意，具有滋阴养血之功，陈皮、半夏、茯苓有二陈汤之意，具有化痰、健中、利水之功。原方用于肺肾阴虚、湿痰内盛证见咳嗽呕恶、喘急痰多、痰带咸味，或咽干口燥，自觉口咸，舌质红，苔白滑或薄腻者。

对于前列腺增生之肺肾阴虚，兼有痰湿者，可以应用此方。前列腺增生患者往往年纪较大，阴虚的同时通常伴有血虚。由于水液不行，点滴不畅，水液上犯，"脾喜燥恶润"，脾被湿困，失于健运，则见饮食欠佳、口中黏腻、舌苔白腻等。

第二讲
特色中成药

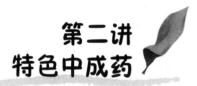

一、知柏地黄丸——滋阴降火疗短溲

主要成分：知母、熟地黄、黄柏、山茱萸（制）、山药、牡丹皮、茯苓、泽泻。

功效：滋阴清热。用于阴虚火旺，潮热盗汗，口干咽痛，耳鸣遗精，小便短赤。

知柏地黄丸是一种常用中成药，来源于清代的《医宗金鉴》一书。本方由熟地黄、山茱萸、怀山药、牡丹皮、茯苓、泽泻、知母、黄柏共 8 味中药组成。具有滋阴降火的功效。适用于阴虚火旺所致的骨蒸劳热、遗精、盗汗、咽喉肿痛等症。

该方的作用，总的说来在六味地黄丸滋阴补肾的基础上，更擅长滋阴清热，有清降下焦相火的功用。较六味地黄丸，增强了滋肾阴、清相火的作用。所以，其具体适应证与六味地黄丸既有相同，又有不同。古人认为，知柏地黄丸主要适用于肾阴不足、阴虚内热或相火妄动的病证。

知柏地黄丸适用于前列腺增生属阴虚火旺者，特别是素体肾阴不足、相火亢盛的患者。表现为体型瘦长、咽干口渴、多饮、头晕眼花、耳鸣、五心烦热、盗汗、心烦失眠、腰膝酸软、小便灼热、性欲亢盛、血精、舌红苔黄、脉细数。

❀ 附：

1. 杞菊地黄丸（出自《麻疹全书》）

主要成分：即六味地黄丸加枸杞子、菊花。

功效：滋肾、养肝、明目。适应于前列腺增生伴肝肾阴虚证之两目昏花，视物模糊，或眼睛干涩，迎风流泪者。

2. 麦味地黄丸（原名八味地黄丸，出自《医部全录》）

主要成分：即六味地黄丸加麦冬、五味子。

功效：滋补肺肾。适应于前列腺增生伴肺肾阴虚证之虚烦劳热、咳嗽吐血、潮热盗汗者。

3. 都气丸（出自《症因脉治》）

主要成分：即六味地黄丸加五味子。

功效：滋肾纳气。适用于前列腺增生伴肺肾两虚证之咳嗽气喘、呃逆滑精、腰痛者。

以上三方均由六味地黄丸加味而成，皆具滋阴补肾之功效。杞菊地黄丸偏于养肝明目，适用于前列腺增生伴肝肾阴虚、两目昏花、视物模糊之证；麦味地黄丸偏于滋肾敛肺，适用于前列腺增生伴肺肾阴虚之咳嗽；都气丸偏于滋肾纳气，适用于前列腺增生伴肾虚咳喘。

二、左归丸——滋阴补肾精可固

主要成分：大怀熟地黄、山药、枸杞子、山茱萸、川牛膝、菟丝子、鹿角胶、龟甲胶。

功效：滋阴补肾，填精益髓。用于真阴不足证。适用于前列腺增生伴见自汗盗汗、头晕眼花、耳聋失眠、口干舌燥、腰酸腿软、遗精滑泄的患者。

左归丸出自明代医家张介宾的《景岳全书》，左归丸是张介宾由六味地黄丸化裁而成的。他认为："补阴不利水，利水不补阴，而补阴之法不宜渗"，故去"三泻"（泽泻、茯苓、牡丹皮），加入枸杞子、龟甲胶、牛膝，加强滋补肾阴之力；又加入鹿角胶、菟丝子温润之品。治疗真阴不足证。

🪷 同类相比

左归丸与六味地黄丸均为滋阴补肾之剂，同为经典补肾名方，但立法和主治均有不同。六味地黄丸以补肾阴为主，寓泻于补，补力平和，适用于肾虚不著而兼内热之证；左归丸补而无泻，补力较峻，适用于真阴不足、精髓亏损之证。故《王旭高医书六种·医方证治汇编歌诀》中说："左归是育阴以涵阳，不是壮水以制火。"这时要根据阴虚的程度、虚火的轻重来选择合适的方剂。

注意事项

使用左归丸前除了辨病，还要辨证，有上述各种疾病辨证的阴虚症状，也不能随意用药，还得请中医辨证分型，尤其是舌脉方面。左归丸以阴柔滋润药物为主组方，久服常服，每易滞脾碍胃，致脘闷、食少等症状出现，因此建议与健脾助运的药物同时服用。此外，脾虚泄泻者慎用。

三、大补阴丸——滋阴降火效力足

主要成分：熟地黄、龟甲、黄柏、知母、猪脊髓、蜂蜜。

功效：滋阴降火，用于阴虚火旺证之前列腺增生见骨蒸潮热、盗汗遗精、咳嗽咯血、心烦易怒、足膝疼热、舌红少苔等症状者。

此方重用熟地黄、龟甲滋阴潜阳，壮水制火，即所谓培其本，共为君药。继以黄柏苦寒泻相火以坚阴；知母苦寒而润，上能清润肺金，下能滋清肾水，与黄柏相须为用，苦寒降火，保存阴液，平抑亢阳，即所谓清其源，均为臣药。应用猪脊髓、蜂蜜为丸，此乃血肉甘润之品，填精益髓，既能助熟地黄、龟甲以滋阴，又能制黄柏之苦燥，俱为佐使。大补阴丸与六味地黄丸虽均能滋阴降火，但后者偏于补养肾阴，而清热之力不足；前者则滋阴与降火之力较强，故对阴虚而火旺明显者，选用该方为宜。

四、二至丸——滋补肝肾蠲阴虚

主要成分：女贞子（蒸）、墨旱莲。

功效：补益肝肾，滋阴止血。用于肝肾阴虚，眩晕耳鸣，咽干鼻燥，腰膝酸痛，须发早白。适应于前列腺增生之肝肾阴虚者。

本方记载于《医方集解》，方中女贞子甘平，得少阴之精，隆冬不凋，其色青黑，益肝补肾；旱莲甘寒，汁黑入肾补精，能益下而荣上，强阴黑发。二药皆为清凉平补之品，合而用之，共奏补益肝肾之功。

二至即"夏至"与"冬至"。因方中女贞子禀天地至阴之气，其木隆冬不凋，冬至采之，果实熟透，味全气厚；旱莲草乃草本植物，其株盛夏繁茂，夏至采之，茎叶健壮，汁黑液足。《医方集解》云："冬青子即女贞实，冬至日采，不拘多少，阴干，蜜酒拌蒸，过一夜，粗袋擦去皮，晒干为末……旱莲草夏至日采，不拘多少。捣汁熬膏，和前药为丸。"可见，此方因两药分别于冬至与夏至采来配制成丸，故名二至丸。

注意事项：忌不易消化食物；感冒发热患者不宜服用；对本品过敏者禁用，过敏体质者慎用。

五、虎潜丸——滋阴降火强筋骨

主要成分：黄柏、龟甲、知母、熟地黄、陈皮、白芍、锁阳、虎骨、干姜。

功效：滋阴降火，强壮筋骨。主治：肝肾不足，阴虚内热之痿证。腰膝酸软，筋骨痿弱，腿足消瘦，步履乏力，或眩晕，耳鸣，遗精，遗尿，舌红少苔，脉细弱。也可以用于前列腺增生阴虚证伴腰膝酸软无力明显者。

方中以知母分剥邪湿与真阴，令真血归本回根，然后用黄柏逐湿下出。以龟甲、熟地黄、锁阳滋阴填精。以白芍柔养肝脏，使精血得养，当归补血养血，虎骨强筋健骨祛风。本方与大补阴丸均有熟地黄、龟甲、黄柏、知母，有滋补肝肾之阴、清降虚火之功，用于肝肾阴虚火旺证。大补阴丸以猪脊髓、蜂蜜为丸，故滋补精血之功略胜；本方尚有锁阳、虎骨、白芍、干姜、陈皮，故补血养肝之力较佳，并有很好的强筋壮骨作用，且补而不滞。

六、河车大造丸——补肾滋阴虚热除

主要成分：紫河车、熟地黄、天冬、麦冬、杜仲（盐炒）、牛膝（盐炒）、黄柏（盐炒）、龟甲（醋炙）。

功效：清虚热，补肝肾。适用于前列腺增生伴有体虚较重、阴血不足者，症见虚劳咳嗽、潮热骨蒸、盗汗遗精、腰膝酸软。

本方来源于明代张景岳的《景岳全书》，由大补阴丸化裁而成，具有滋阴益肾、补养元气的功效。方中紫河车甘咸而温，有补肾益气的功效，能峻补精血，是治男女一切虚损的要药，在本方中为君药；熟地黄、龟甲补肾滋阴养血为辅药；麦冬、天冬、黄柏滋阴降火为佐药；杜仲、牛膝补肝肾、强腰膝为使。诸药合用，能滋补肾的阴阳，补精血，清虚热。现代药理研究证明，其有提高机体免疫功能，保护心、肝、肾功能，减轻化疗不良反应的作用。

注意事项：忌不易消化食物，忌食辛辣、生冷食物，感冒发热患者不宜服用。

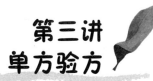

第三讲
单方验方

一、枸杞子——滋补肝肾兼明目

枸杞子为茄科植物宁夏枸杞的成熟果实。主产于宁夏、河北、甘肃、青海等地。原植物生长于沟岸及山坡或灌溉地埂和水渠边。适应性强，对土壤要求不严，耐盐碱、耐寒、耐肥，怕水渍，喜光照。味甘，性平。归肝、肾、肺经。具有滋补肝肾、明目、润肺的功效。

枸杞全身都是宝，枸杞果能补虚生精，用来入药或泡茶、泡酒、炖汤，如能经常饮用，便可强身健体。枸杞的叶、花、根也是上等的美食补品。明·李时珍《本草纲目》记载："春采枸杞叶，名天精草；夏采花，名长生草；秋采子，名枸杞子；冬采根，名地骨皮"，均有滋补强身功效。现代研究表明，枸杞含有大量胡萝卜素、维生素、人体必需的蛋白质、粗脂肪及磷、铁等营养物质；其中，维生素 C 的含量比橙子高，β-胡萝卜素含量比胡萝卜高。此外，枸杞还能增强免疫功能，具有保肝、抗疲劳、抗衰老等作用，适合抵抗力低、身体虚弱者服用，常服可延缓衰老、强身健体、美肤养颜。

古有"隔家千里，勿食枸杞"之谚，讲的就是枸杞滋补肝肾之阴，兴阳道（即性欲旺盛，容易勃起）的作用。有人认为，枸杞子既能滋阴，又能补阳，属于阴阳双补的药物。近代名医张锡纯认为，枸杞子味甘多液，性微凉，是滋补肝肾最良之药，可明目、退虚热、壮筋骨、除腰疼，久服有益，方可见功。

张锡纯年五十以后，脏腑间阳分偏盛，每晚睡觉时，无论冬夏，床头置凉水一壶，每醒一次，觉心中发热，即饮凉水数口，至明则壶中水已所余无几。但若临睡时，嚼服枸杞子一两，凉水即可少饮一半，且晨起后觉心中格外镇静，精神格外充足。其以自身经历证实枸杞子的滋阴、退热、宁心、强身作用。

用法用量：枸杞子20克，冲茶饮或嚼服。

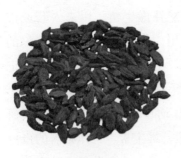

枸杞子

功效：滋补肝肾，益精明目。前列腺增生伴见口渴、目涩、五心烦热、腰膝酸软、阳痿等症状者较合适。

注意事项：枸杞子较为平和，服用后一般无不适症状，建议长期少量久服，方可见功。

附：地仙丹，别名秘传地

仙丹。此方来自《本草纲目》卷三十六引《保寿堂方》。由天精草（春采枸杞叶）、长生草（夏采枸杞花）、枸杞子（秋采）、地骨皮（冬采枸杞根）组成。常服可除邪热、明目、轻身。

二、黄精——补气养阴脾肾助

黄精为百合科植物黄精、多花黄精的根茎，又名鸡头黄精、黄鸡菜、笔管菜，味甘、性平，是补药的一种。味甘，性平。归脾、肺、肾经。具有补气养阴、健脾、润肺、益肾的功效。

中医古书有很多关于黄精药效的记载，最主要就是补肺、健脾和补肾。要补肾的话就加枸杞子炖着吃；如果要健脾养胃的话，就和山药一起炖鸡，放点陈皮，有助于预防腹胀。辟谷是道家的一种养生方法，很多人以为辟谷是一点东西都不吃，其实，辟谷是不吃用火烹制的食物，只喝水和吃一些天然的食物，比如黄精。通过服食黄精辟谷，把体内的积粪、废渣、垃圾、余毒等逐步清除出去，祛除多余的脂肪，使身体轻健。黄精在补药里属于相对平和的，对一日三餐影响较小，所以黄精的普适性很强，很多人都可以吃，属于老百姓应用广泛的药食两用药材，而且价格平易近人。

现代研究认为，本品含黄精多糖、低聚糖、黏液质、淀粉及多种氨基酸（囊丝黄精还含多种蒽醌类化合物）等成分。黄精具有提高机体免疫功能和促进 DNA、RNA、蛋白质的合成及促进淋巴细胞转化的作用；具有显著的抗结核杆菌作用；对多种致病性真菌有抑制作用；对伤寒杆菌、金黄色葡萄球菌

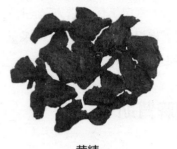

黄精

也有抑制作用；有增加冠脉流量及降压作用，并能降血脂及减轻冠状动脉粥样硬化程度；对肾上腺素引起的血糖过高呈显著抑制作用；还有抑制肾上腺皮质的作用和抗衰老作用。

用法用量：黄精15克，水煎30分钟，取汁，1日内分2次温服。

功效：补气养阴，健脾，润肺，益肾；适应于前列腺增生伴脾胃虚弱、精血不足引起的乏力、口干、头晕等症状者。

注意事项：少数人服用黄精后轻度腹胀，饭后服则可避免。

三、鳖甲——滋阴潜阳男腺缩

鳖，又名甲鱼，团鱼，是一种卵生两栖爬行动物，其头像龟，但背甲没有乌龟般的条纹，边缘呈柔软状裙边，颜色墨绿。全年均可捕捉，杀死后置沸水中烫至背甲上硬皮能剥落时取出，除去残肉，晒干，以砂炒后醋淬用。鳖甲，微寒，咸，归肝、肾经，具有滋阴潜阳、软坚散结、退热除蒸的作用。

现代研究认为，本品含动物胶、骨胶原、角蛋白、17种氨基酸、碳酸钙、磷酸钙、碘、维生素D及锌、铜、锰等微量元素。鳖甲能降低实验性甲亢动物血浆cAMP（环磷酸腺苷）含量；能提高淋巴母细胞转化率，延长抗体存在时间，增强免疫功能；能保护肾上腺皮质功能；能促进造血功能，提高血红蛋白含量；能抑制结缔组织增生，故可消散肿块；有防止细胞突变作用；还有一定镇静作用。

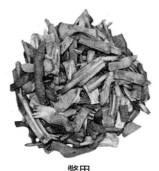

鳖甲

用法用量：鳖甲 20 克，水煎 30 分钟服用。适用于阴虚发热、劳热骨蒸、经闭、癥瘕、久疟疟母等病症。其对于前列腺增生肝肾阴虚者也具有较好的疗效，滋补肝肾之阴，除烦热，补益气血，又可软化、缩小增大的前列腺。

注意事项：鳖甲味腥，易引起过敏反应。

 附：

○ 鳖甲胶

鳖甲胶为鳖甲经煎熬、浓缩制成的固体胶，呈棕褐色，具凹纹，半透明，质坚脆，断面不均匀，具光泽。性偏平和，味咸，有补肾滋阴、破瘀散结的作用，滋养同时兼祛瘀，除用于肾阴不足、潮热盗汗、手足心热外，还用于肝脾大、肝硬化、闭经等，对于前列腺增生患者伴阴虚火旺者较为适用，既可滋阴，又可软化及缩小增大的前列腺。

阿胶、鹿角胶、龟甲胶、鳖甲胶各自不同的功用，要根据不同的需要来选用。

阿胶是由驴皮熬制而成的，补血效果显著，能治疗由血虚引起的各种病症。

龟甲胶为乌龟腹甲经煎熬、浓缩制成的固体胶。性偏平和，味甘而咸，有滋阴潜阳、益肾健骨的作用，并兼补血止血。

鹿角胶为鹿角加水煎熬浓缩而成的固体胶，其性味功效在前文介绍鹿茸时曾述，此处不赘。

阿胶与鹿角胶相比，前者滋补阴血，更适合于女性，后者温阳补肾，更适合男性。鳖甲胶与龟甲胶都能养阴，且能清虚热，适合易上火者服用，这是阿胶和鹿角胶所不具备的。鳖甲胶还有通血脉的作用，破瘀散结有专功。龟甲胶强健筋骨，骨质疏松者可优先考虑选用。

○ **甲鱼肉**

其味鲜美，营养价值高，含丰富优质动物蛋白质，中医认为，鳖的主要功能是滋阴养血，还有软坚散结的作用，最适合于阴虚内热的人食用。

怀孕期间的女性不宜多吃甲鱼，久病体虚、阴虚怕冷、消化不良、食欲缺乏者均应慎食。凡脾虚、湿重、孕期及产后泄泻的人也不宜吃，因吃后易引起胃肠不适等症状。还有人吃了甲鱼后产生变态反应，皮肤出现风疹块，有瘙痒症状，并使胃肠道平滑肌痉挛而出现腹痛、腹泻等，特别是吃甲鱼时又喝酒，甲鱼中的蛋白质分解产生的蛋白胨，易通过肠黏膜而引起全身性的变态反应。肝炎患者由于胃黏膜水肿、小肠绒毛变粗变短、胆汁分泌失调等因素，消化吸收功能大大减弱。而甲鱼含有很丰富的蛋白质，患者食后不仅难以吸收，反而会加重肝脏负担，严重时肝细胞还会大量坏死，血清胆红素剧增，血浆浓度升高，诱发肝昏迷。

四、石斛——益胃生津抗肿瘤

石斛为兰科植物环草石斛、马鞭石斛、黄草石斛、铁皮石斛或金钗石斛的新鲜或干燥茎。主产于四川、贵州、广西、广东、云南、湖北等地。原植物附生于树上或林下岩石上。喜温暖湿润气候和半阴半阳环境，不耐寒。味甘，性微寒。归胃、肾经。具有益胃生津、滋阴清热、明目的功效。

研究表明：石斛含石斛碱、石斛胺碱、石斛次碱、石斛星碱、石斛因碱及黏液质、淀粉等，具有广泛的药理作用。石斛以铁皮石斛为佳，铁皮石斛含有多糖、氨基酸及多种矿质元素，具有增强免疫功能、抗衰老、抗肿瘤、降血糖等作用。

用法用量：石斛 10 ~ 20 克，水煎 30 分钟，然后捞起、拉成直线，轻轻用干净的刀背敲裂其外壳，剪成小段，再放入原汤用小火熬 4 ~ 5 小时，直至药汁黏腻后服用。

注意事项：阳气虚者慎用。

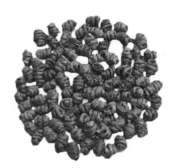

枫斗石斛

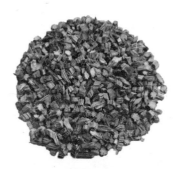

黄草石斛

五、茯苓——渗湿健脾心神足

茯苓，又称玉灵、茯灵、万灵桂、茯菟，是拟层孔菌科真菌茯苓的干燥菌核，常寄生在松树根上，形如甘薯，球状，外皮淡棕色或黑褐色，内部粉色或白色，精制后称为白茯苓或者云苓。

《淮南子》云："千年之松，下有茯苓，上有菟丝。"寇宗说："上有菟丝之说，甚为可信。"李时珍说："下有茯苓，上有灵气如丝之状"，这都是指天然野生的茯苓与松树的关联现象。茯苓性甘、淡、平，归心、脾、肾经，可利水渗湿，健脾安神，具有较强的利尿作用。茯苓利水而不伤正气，凡小便不利、水湿停滞的症候，不论偏于寒湿，或偏于湿热，或属于脾虚湿聚，均可配合应用。另外，还兼有安神养心以及美容作用。所以，有人说茯苓就是个宝。

有个很有名的"茯苓粥"不知道大家是否听说过？是宋代文学家苏轼的弟弟苏辙发现的。苏辙少时多病，夏则脾不胜食，秋则肺不胜寒，久服药不愈。一次，他在和朋友交谈中得知，练气功、食茯苓可治此病。于是他按照朋友所说的做了一年，果然痊愈了。此后，他认真研究《神农本草经》等医学著作，并制作了"茯苓粥"。后把此方告诉其父苏洵、其兄苏轼，全家服用。这足以看出长期服用茯苓，可以

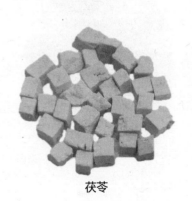

茯苓

身强体壮。

用法用量：煎汤内服，10～15克；或入丸散。

注意事项：阴虚而无湿热、虚寒滑精、气虚下陷者慎服。

六、桑椹——滋阴补血润肠路

桑椹为桑科植物桑树的成熟果穗。主产于我国南方育蚕地区。原植物喜温暖湿润气候，稍耐荫，耐旱，不耐涝，耐贫瘠，对土壤适应性强。味甘，性寒。归心、肝、肾经。具有滋阴补血、生津润肠的功效。

现代研究认为，本品含糖、鞣酸、苹果酸、维生素 B_1、维生素 B_2、维生素 C、胡萝卜素、蛋白质、芸香苷等成分。桑椹有中度促进淋巴细胞转化的作用；能促进 T 细胞成熟，从而使衰老的 T 细胞功能得到恢复；对青年小鼠体液免疫功能有促进作用；对粒系祖细胞的生长有促进作用；可降低红细胞膜 Na^+-K^+-ATP 酶的活性，可能是其滋阴的作用原理之一；有防止环磷酰胺所致白细胞减少的作用，体现了其补益作用。

用法用量：鲜桑椹可直接使用，每次 100 克左右；干桑椹 30 克泡水饮用。适用于口干、口渴明显，小便黄赤且伴有前列腺增生者。

注意事项：本品滋阴作用较强，肠胃不适及风寒感冒者不宜使用，鲜品不可食用过多。

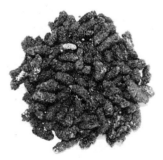

桑椹

七、曲径通幽汤——通利二便开闭阻

蟋蟀、蝼蛄各 3 只，焙干研末，枸杞水调服。

功效：滋补肝肾，利尿消肿，开通闭窍。

蟋蟀俗称促织、蛐蛐儿、蟋蟀欤、蟀子，为蟋蟀科昆虫蟋蟀的干燥全虫。8 至 9 月间捕捉。捕得后，用沸水烫死，晒干或焙干。多用来治疗癃闭（前列腺增生）、鼓胀（腹水）及水肿性疾病。

蝼蛄又称土狗，本品性善下行，具有较强的利水消肿作用，并有通利大便之功。多用于头面浮肿、大腹水肿、小便不利之实证，单用有效，也可配其他药用。

蝼蛄与蟋蟀均为利水消肿药，但蝼蛄性寒而力较猛，蟋蟀性温而稍缓。前者多用于体质状实者，后者体质偏虚者亦可用之。临床上遇各种水肿、二便不利者，两者并用，其效益宏。蝼蛄不仅能利小便，且兼通大便，故脾虚便溏者需慎之。蟋蟀性温，能兴阳事，配合温肾助阳药，善治阳痿。凡水肿而体虚者，与培益之品同用，可收攻补兼施之妙。对于小便不通之癃闭，二者既可利尿、又可开通闭阻之水道，功效较强，临床效果较佳。

八、芍金汤——活血利水疼痛除

白芍 30 克，郁金 24 克，煎汤内服。

功效：滋阴调气，活血通利。

白芍，为毛茛科植物芍药的干燥根。味苦、酸，性凉。

归肝、脾经。具有养血柔肝、缓中止痛、敛阴收汗的功效。

白芍对于缓解小便不通所致的小腹部、大腿内侧拘挛疼痛较佳，能抑制膀胱颈、尿道前列腺部的水肿，增强自身免疫功能，抑制局部的炎症反应。

郁金又名"马蒁、玉金"，味寒，性辛、苦，能够活血止痛、行气解郁、清热凉血、利胆退黄、清心开窍，归心、肝、胆经。郁金被称为"血分之气药"，盖其既入血分，又能行气，活血可改善增大前列腺之微循环，行气可通畅三焦水道。从局部和整体气机方面改善排尿不畅症状。郁金与白芍相伍，止痛作用加强，可滋阴、止痛、活血。从改善患者不适症状和微观机理两方面治疗前列腺增生。

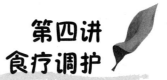

第四讲
食疗调护

一、女贞子脊骨汤——滋阴补肾可降火

原料：猪脊骨250克，女贞子20克，杜仲15克，桑椹10克，枸杞子10克，盐3克，味精1克。

做法：将猪脊骨洗净，放炖锅中，加适量清水；再将女贞子、杜仲用纱布包好扎口；药包放炖锅中同煮约1小时；去药包，用盐、味精适量调味即可喝汤。

功效：补益肝肾，滋阴降火。猪脊骨乃血肉有情之品，具有填精益髓的功效；女贞子、枸杞子滋补肾阴，养肝明目；桑椹养血益精；杜仲补肝肾，强筋骨。本方适用于前列腺增生患者腰膝酸软、目干目涩、目暗昏花明显者。

二、生地旱莲草粥——滋阴降火血精除

原料：生地黄 15 克，墨旱莲 15 克，粳米 30 克。

做法：将生地黄、墨旱莲水煎，取汁去渣，粳米加清水煮粥，熟时加入生地黄、墨旱莲汁，再煮沸片刻，即可服用。

功效：滋阴降火，清热凉血。生地黄清热凉血、养阴生津，墨旱莲滋补肝肾、凉血止血。部分前列腺增生患者因腺管堵塞，易并发前列腺炎、精囊炎，出现血精症状。血精症病机又以阴虚火旺为主，因此本食疗方适用于前列腺增生伴发精囊炎患者。

三、首乌地黄鸡——滋阴养血调脂浊

原料：母鸡 1 只，生地黄 30 克，制何首乌 50 克，饴糖 100 克，葱、姜各适量。

做法：母鸡宰杀后，去皮及内脏，洗净；将制何首乌、生地黄、饴糖拌匀后放入鸡腹中。鸡腹朝上放入锅内，加适量清水，武火煮沸，文火炖熟。

功效：滋阴补肾，补肝养血。制何首乌补益肝肾，益精血、壮筋骨，是著名的抗衰老药。现代药理学发现，何首乌具

有提高免疫功能、降血脂、抗动脉粥样硬化、促进红细胞生成等功效。生地黄清热凉血、养阴生津，鸡肉益气养血、补肾益精，配合首乌，可提高首乌滋阴补肾的效果。因此，前列腺增生合并高脂血症、冠心病患者尤为适宜。

四、乌鸡炖甲鱼——滋阴强壮散结瘀

材料：甲鱼 500 克，乌鸡 1000 克，精盐 20 克，味精 2 克，胡椒粉 2 克，料酒 25 克，姜 25 克，大葱 25 克。

做法：将甲鱼宰杀放血后，先用 70℃的水烫一下，再放在 90℃的水中烫一下捞起，刮去颈、爪、裙边上的粗皮，用刀顺着裙边将其划穿，除去内脏，漂洗干净，用刀将甲鱼爪尖宰去，然后用沸水焯，出水后洗净；乌鸡洗净宰成块，用沸水除尽血水；锅内掺入鲜汤，放入乌鸡、甲鱼、盐、胡椒粉、姜、葱、料酒，用小火慢炖至鸡块与甲鱼质地软透；拣去姜、葱，调好味即可。

功效：补益肝肾，软坚散结。甲鱼滋阴凉血消瘀，乌鸡滋阴清热、补益肝肾、健脾止泻，两者合用，对补益肝肾大有裨益。此外，现代医学研究发现，甲鱼、乌鸡都富含多种人体必需氨基酸及微量元素，能提高机体免疫功能。其中的锌元素对前列腺有良好的保健作用。因此，本食疗方对前列腺增生合并免疫功能低下者尤为适合。

五、黄精枸杞甲鱼汤——滋阴软坚补肾虚

原料：甲鱼500克，黄精20克，枸杞子15克，猪肉（瘦）100克，龙眼肉10克，姜、盐适量。

做法：甲鱼宰杀后去内脏洗净，切块；黄精、枸杞子布包；将甲鱼、猪肉、龙眼肉、姜以及布包调料放锅中，加水炖3小时；加盐调味。

功效：滋补肾阴，软坚散结。黄精在古代养生学家乃至医学家的眼中，是一种延年益寿之品，有"久服成仙"之说。现代研究发现，其具有抗缺氧、抗疲劳、抗衰老、降血糖、强心、增强新陈代谢的作用。甲鱼滋阴养血，枸杞子、龙眼肉补肝肾、益精血，配合黄精，可肝、脾、肾同补，加强滋补肝肾作用。适宜于前列腺增生小便频数、腰酸腿软、盗汗症状明显者。

六、麦冬炖鹌鹑——滋阴健脾肺肾补

原料：净鹌鹑2只，麦冬5克，川贝母10克，枸杞子5克，莲子3克，蜜枣4枚，盐5克。

做法：将鹌鹑洗净，用沸水烫2分钟除去血水，捞出冲洗干净。汤锅中加入适量冷水，大火烧沸后加入鹌鹑、麦冬、川贝母、莲子，待再次烧沸后转小火煲煮2小时，最后放入枸杞子和蜜枣继续煲煮10分钟，加入盐调味。

功效：滋阴补肾，健脾益肺。麦冬味甘、性微苦微寒，可养阴生津、润肺清心，为补阴常用药，其富含的 β-谷甾

醇、氨基酸、葡萄糖及葡萄糖苷等物质能抑制多种细菌，提高人体免疫功能；能增强垂体肾上腺皮质系统功能，提高机体适应能力；能抗心律失常；能提高耐缺氧能力，降血糖。川贝母润肺止咳，莲子补脾益肾、养心安神，鹌鹑补五脏、实筋骨，枸杞子补肾益肝、补血安神，与麦冬合用，同补脾、肺、肝、肾。适宜于前列腺增生伴五心烦热、咽干口渴、盗汗、失眠、咳嗽明显者。

七、莲子太子参粥——滋阴清热又利溲

原料：莲子 15 克，太子参 10 克，百合 10 克，冬瓜 100 克，粳米 50 克，白糖适量。

做法：将莲子、太子参、百合、冬瓜与粳米同煮粥，煮熟后加入适量白糖。

功效：滋阴补肾，清热利尿。太子参味甘微苦、性平，能补气益脾、养阴生津，用于脾气虚弱、口渴咽干、心悸失眠等。莲子补脾益肾，百合养阴润燥，冬瓜清热利水，与太子参合用，可滋阴补肾、清热利尿。对前列腺增生小便淋漓不畅、尿道灼热刺痛、咽干口燥、失眠多梦疗效较好。

八、地黄老鸭汤——滋阴补肾降虚火

原料：熟地黄 30 克，知母 20 克，老鸭 1 只，盐适量。

做法：老鸭洗净，去脏腑、头足，将药材用纱布包好置鸭腹中，将鸭放炖盅中加适量水，隔水炖约 1 小时，加入适量

食盐调味。

功效：滋阴降火，养血补肾。鸭肉味甘咸、性寒，可大补虚劳、滋五脏之阴、清虚劳之热、补血行水、养胃生津等，富含 B 族维生素、维生素 E 及烟酸，其中烟酸是构成人体内两种重要辅酶的成分之一，对心肌梗死等心脏疾病患者有保护作用。鸭肉适用于体内有热、上火的人食用，对低热、咽干口渴、盗汗、体质虚弱、食欲不振、水肿的人，食之更佳。知母清热泻火、生津润燥。熟地黄补血润燥，益精填髓。三者合用，可滋阴补肾降火，经常食用，对小便频数或淋漓不畅，甚至点滴不通、咽干口渴、大便干结的前列腺增生患者可取得良好效果。

九、山药冬瓜汤——养阴健脾利湿浊

材料：山药 50 克，冬瓜 150 克，蜂蜜适量。

做法：将二者切块，加水放至锅中，文火煲 30 分钟，加蜂蜜后即可饮用。

功效：健脾、益气养阴、利湿通淋。山药味甘、性平，可补肾益精，长志安神。《本草纲目》记载：山药益肾气，健脾胃；冬瓜清热利水。两者合用，可运用于前列腺增生伴见腹痛泄泻、大便偏溏、尿道涩痛、心烦失眠者。

十、精麦玉须茶——养阴生津湿肿除

材料：玉米须 30 克，黄精 10 克，麦冬 15 克。

做法：将玉米须30克洗净切碎后装入纱布袋中，扎口备用。黄精10克、麦冬15克分别洗净后切成片，与玉米须袋同入砂锅中，加入足量的清水，用中火煎煮20分钟，取出药袋即可代茶饮用，当日饮完。饮用时，黄精、麦冬可同时嚼食咽下。

功效：养阴生津、利尿消肿。玉米须味甘性平，利尿泄热，平肝利胆，现代药理研究证明其具有降血脂、降血压、降血糖作用，也用于治疗胆囊炎、胆结石、尿路结石、慢性肾炎等。黄精补气养阴，健脾，润肺，益肾。麦冬养阴生津、润肺清心。适用于前列腺增生小便不畅、口燥咽干明显或伴高血压、糖尿病、高脂血症患者。

十一、百合冬瓜汤——滋阴降火利水污

材料：百合50克，鲜冬瓜400克，鸡蛋1枚，油、盐适量。

做法：将百合洗净撕片，冬瓜切薄片，加水煮沸后，倒入鸡蛋清，酌加油、盐拌匀熬汤，至汤呈乳白色即可。

功效：滋阴降火，安神利水。百合味甘，性微寒，可养阴润肺、清心安神，用于阴虚、虚烦、惊悸、失眠多梦等。现代研究发现，百合含有秋水仙碱等多种生物碱，对白细胞减少症有预防作用，能升高血细胞，对化疗及放射性治疗后细胞减少有治疗作用。百合在体内能促进和增强单核细胞系统的吞噬功能，提高机体的体液免疫能力，对于各种癌症均有较好的防治效果。冬瓜清热解毒，利水祛湿。百合配合冬瓜，可提高滋阴清热利水功效，对前列腺增生伴小便频数、短赤、淋漓不爽、五心烦热等阴虚火旺者效果良好。

第五篇

活血篇

血得温则行，若遇阳虚生寒则易于凝滞，或气虚推动无力也易血迟，或有热灼血津，湿碍血运，甚至湿热胶结，均会出现瘀血证。《黄帝内经素问·至真要大论》云："疏其血气，令其调达，而致和平。"这是针对瘀血治疗的原则，后世医家莫不遵守，如温病大家叶天士即倡导"病久入络""久病多瘀"学说，并用丹参、桃仁等药组方治之。

血是营养人体的重要物质。在正常情况下，血周流不息地循行于脉中，灌溉五脏六腑，濡养四肢百骸，故《黄帝内经灵枢·营卫生会》曰："……乃化而为血，以奉生身，莫贵于此"；《难经·二十二难》曰："血主濡之。"一旦某种原因致使血行不畅；或血不循经，离经妄行；或亏损不足，均可造成血瘀、出血或血虚之证。

老年前列腺增生属中医"癃闭"范畴，是一种渐进性发展的慢性疾病，起病缓慢，病程长，易反复，难治愈，而发病症状多急，有时还须导尿，给患者带来许多不便和痛苦。人到老年，肾虚气弱，元气不充，推动无力，血滞成瘀；或湿热胶结，有形之邪阻碍气机，血运不畅，而致血瘀，从而出现小便滴沥不畅，或尿如细线，或阻塞不通，小腹胀满隐痛等血瘀症状。因此，活血化瘀不仅可作为中医辨证治疗前列腺增生的主要治法之一，而且必须在前列腺增生治疗全过程中始终坚持。

活血化瘀的治疗方法也被历代医家所主张。如《黄帝内经素问·至真要大论》云："疏其血气，令其调达，而致和平"。温病学家叶天士倡导"病久入络""久病多瘀"学说。常以川芎、桃仁、红花、赤芍、丹参等活血祛瘀药为主组成方剂。因气为血帅，气行则血行，故常适当配伍理气药，以加强活血祛瘀的作用。此外，还应根据病性的寒、热、虚、实而酌配相应的药物。如血瘀偏寒者，配以温经散寒之品，使血得温则行；瘀血化热，病位在下者，配伍荡涤瘀热之药，使瘀血下行，邪有出路；正虚有瘀者，又当与益气养血药同用，则祛邪而不伤正。

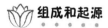

第一讲
经典方剂

一、代抵当丸——攻下逐瘀经络通

组成和起源

代抵当丸

大黄 120 克，芒硝 30 克，桃仁 60 枚，当归尾 30 克，生地黄 30 克，穿山甲 30 克，肉桂 9～15 克。以上药物研成细末，炼成蜜丸，如梧桐子大。

代抵当丸出自明代著名医家王肯堂的《证治准绳》。《证治准绳》是一部集明代以前医学大成的名著，书中对各种疾病的症候和治法叙述"博而不杂，详而又要"，为历代医家所推崇，是 17 世纪流传最广的医学著作之一。代抵当丸具有攻下逐瘀、通经活络之功效。主治瘀浊内阻、经脉闭塞、二便不通之症。现代可按上述比例酌减，水煎服。

巧妙配伍

方中重用大黄攻逐瘀血，荡涤实热；芒硝软坚，助大黄荡涤瘀热；桃仁通经，助大黄破瘀攻下；穿山甲、当归尾通经活络，与大黄、桃仁合用，以增强破瘀通经之功效；肉桂助大黄以通行经脉；生地黄清热凉血，合当归则下血而不伤血，能引药至血分。因诸药皆犷悍，故以此和之。

🪷 加减变化

伴尿道灼热刺痛者加木通 6 克、车前子（包）10 克；疲乏无力者加党参 10 克、升麻 6 克；畏寒肢冷、腰膝酸冷者加附子（炮）6 克、杜仲 10 克；腰膝酸软、盗汗者加鳖甲 10 克、地骨皮 10 克；胁肋胀痛、饮食欠佳者加沉香（冲）3 克、陈皮 6 克。

🪷 适用人群

本方汤剂可用于气滞血瘀的前列腺增生患者。症状多见小便费力才能解出或点滴全无，会阴、小腹胀痛，偶有血尿或血精；舌质紫黯或有瘀斑，脉沉涩。

前列腺触诊：前列腺偏小或稍大，腺体不规则，质地较韧，压痛明显，可伴有小结节，行前列腺按摩取前列腺液较难，前列腺液量偏少，前列腺液常规检查白细胞在正常范围内或稍多，常伴有红细胞、卵磷脂小体偏少。

🪷 附方

抵当汤，出自《金匮要略》。其组成为：水蛭 30 个（6 克），虻虫 30 个（6 克），桃仁 20 个（5 克），制大黄 9 克。

抵当汤原用来治疗下焦蓄血证，妇女血瘀经闭，或伴烦躁，精神神智异常。方中虻虫配水蛭，一潜一飞，皆吸血之物，逐恶血，散结，治血结上下俱病者，功效尤彰。更佐桃仁之苦甘，推陈致新，大黄之苦寒，荡涤邪热。诸药配伍，可荡涤下焦互结之瘀热。

前列腺增生病位在膀胱，也在精室，同位于下焦，易受瘀血影响。诚如《景岳全书》所言："或以败精，或以槁血，阻塞水道而不通也。"瘀血停滞下焦而不化，郁而化热，瘀热互结，可以予抵当汤治之。

现代药理研究发现，水蛭、虻虫含有的链激酶、水蛭素、纤维酶原等成分有溶栓、抗纤维化、抑制前列腺增生的作用。且水蛭素、纤维酶原可明显改善前列腺增生患者血清中雌激素或雄激素绝对或相对升高及雌雄比例失调的情况。此外，现代临床研究证明，水蛭对瘀血病灶有较强吸收功效。

前列腺增生患者出现小便滴沥不畅、尿细如线、甚则阻塞不通，情绪暴躁易怒，舌紫暗有瘀点，脉涩或细数，前列腺触诊前列腺腺体质地较硬者，可以使用本方。长期服用可以软化前列腺，改善排尿症状，但由于虫类药峻猛，口服药物需要定期检查肝肾功能（一般 3 ~ 6 个月检查 1 次）。

验案

田氏应用代抵当丸水煎剂加减治疗老年前列腺增生 78 例，药物组成：大黄 10 克，当归 10 克，生地黄 10 克，穿山甲 20 克，芒硝 10 克，桃仁 10 克，肉桂 6 克。湿热者加木通、车前子；气虚者加党参、升麻；肾阳虚者加附子、杜仲；肾阴虚者加鳖甲、地骨皮；气郁者加沉香、陈皮。每日 1 剂，10 天为 1 个疗程，治疗 2 至 3 个疗程。结果痊愈 19 例，显效 38 例，有效 21 例，总有效率 100%。

华氏应用抵当汤加味治疗前列腺肥大40例，治愈24例，显效14例，无效2例，总有效率为95%。典型案例如下：张某，男，56岁，1996年6月26日初诊。尿急、尿道灼热疼痛2天，尿时点滴而出或为鲜血滴沥，小腹胀满疼痛拒按，心烦口渴，食少，大便4天未行，舌红苔黄，舌边有瘀斑，脉弦涩。肛诊：前列腺Ⅱ度肿大，残余尿量测定65毫升。有前列腺肥大史3年，诊为淋证。证属瘀热结聚下热，致水液气化失常。治以清热化瘀，破坚散结。方以抵当汤加味：蒲公英、半边莲、天花粉各30克，生大黄、桃仁、穿山甲、生地黄、泽泻各10克，炒水蛭、炒虻虫（去翅足）、乳香、没药各6克。1剂大便通，尿血止。3剂尿如线出，10余剂后排尿通畅，诸症殆尽。以后加减用药，又进10剂，小便通畅，肛门指诊前列腺正常，残余尿量测定为阴性，病愈。随访2年未再复发。

二、桃核承气汤——下焦瘀热此方用

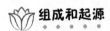 **组成和起源**

桃核承气汤

桃仁（去皮尖）12克，大黄12克，桂枝（去皮）6克，甘草（炙）6克，芒硝6克。现代也作汤剂，水煎前4味，芒硝冲服。

桃核承气汤出自《伤寒论》。

巧妙配伍

方中桃仁苦、甘，平，活血破瘀；大黄苦、寒，下瘀泻热。二者合用，瘀热并治，共为君药。芒硝咸、苦、寒，泻热软坚，助大黄下瘀泻热；桂枝辛、甘，温，通行血脉，既助桃仁活血祛瘀，又防芒硝、大黄寒凉凝血之弊，共为臣药。桂枝与芒硝、大黄同用，相反相成，桂枝得芒硝、大黄则温通而不助热；芒硝、大黄得桂枝则寒下又不凉遏。炙甘草护胃安中，并缓诸药之峻烈，为佐使药。

加减变化

后世对本方的运用有所发展，不论何处的瘀血证，只要具备瘀热互结这一基本病机，均可加减使用。如兼胸胁胀闷不适、腹部胀满、小腹部胀痛者，酌加香附9克、乌药6克、枳实10克、青皮6克、木香6克等以理气。对瘀血停留，疼痛明显者，加赤芍9克、当归尾9克、红花6克、苏木9克、三七6克等以活血祛瘀止痛。对于火热偏盛，迫血妄行的吐血、流鼻血，可以用本方釜底抽薪，可加牛膝10克引血下行，也可酌加生地黄9克、牡丹皮9克、栀子9克等以清热凉血。

适用人群

前列腺增生患者发病日久，瘀热结于下焦可用本方加减治疗。临床表现为：小腹部疼痛、小便排出不畅，甚则点滴难行，伴精神情志障碍，如焦虑、抑郁、记忆力下降、性格改变等，舌红或紫暗有瘀斑，脉涩或细数。

验案

何氏选取 30 例前列腺增生住院患者，给以桃核承气汤加味（桃仁、红花、桂枝、桔梗、生大黄、枳实、炙甘草、熟地黄、怀山药、山茱萸、枸杞子、金钱草、泽泻、石菖蒲、党参），水煎服，疗程 18～48 天。结果：显效 10 例，好转 17 例，无效 3 例，有效率为 90%。

三、下瘀血汤——泻热逐瘀效力宏

组成和起源

下瘀血汤

大黄 6 克，桃仁 5 克，䗪虫（熬，去足）9 克。原方将上述药物做成蜜丸，然后用酒煎服。

下瘀血汤出自张仲景的《金匮要略》。

巧妙配伍

方中用大黄入血分，荡热逐瘀，推陈致新；桃仁活血化瘀润燥；䗪虫善攻干血，破结逐瘀，并开血闭；三味合用，破血之力峻猛。将药材捣成粉末则药材有效成分煎出率高。以蜜为丸，一可顾护胃气，以防伤正；二可缓䗪虫腥臊之味。以酒煎丸，取其通脉之功，以助诸药逐瘀而达病所。

适用人群

前列腺增生患者下焦瘀热证伴见口燥舌干、大便燥结、皮肤干燥或粗糙、舌质紫红而有瘀斑瘀点、苔黄燥、脉沉涩有力，可用本方加减治疗。

验案

钱师傅腰部曾经受过外伤，最近排尿费力涩痛、尿不干净，咽干口燥，大便偏干，舌质发紫。到医院检查诊断为前列腺增生，PSA 正常，尿常规正常，腰椎有压缩性骨折。服中药下瘀血汤等治疗一段时间后，症状明显好转。现在大、小便通畅，感到浑身轻松。

四、补阳还五汤——益气活血溲不癃

组成和起源

补阳还五汤

生黄芪 120 克，当归尾 6 克，赤芍 5 克，地龙（去土）3 克，川芎 3 克，红花 3 克，桃仁 3 克。

补阳还五汤出自清代医家王清任的《医林改错》。王清任受祖上行医影响，20 岁便弃武习医，几年间已誉满玉田；30 多岁时，到北京设立医馆"知一堂"，为京师名医。他医病不为前人所困，用药独到，治愈不少疑难病症。

据清光绪十年《玉田县志》载，有 1 人夜寝，须用物压在胸上始能成眠；另 1 人仰卧就寝，只要胸间稍盖被便不能入眠，王清任则用一张药方，治愈两症。王清任一生读了大量医书，曾说："尝阅古人脏腑论及所绘之图，立言处处自相矛盾"。在临床实践中，他感到中医解剖学知识不足，提出"夫业医诊病，当先明脏腑"的论点。王氏认为"著书不明脏腑，岂不是痴人说梦；治病不明脏腑，何异于盲子夜行。"从此，王清任冲破封建礼教束缚，进行近 30 年的解剖学研究活动，终著成《医林改错》。其书中论瘀血证甚详，以活血化瘀之法治疗各种病症，效果甚佳。补阳还五汤便是活血化瘀汤剂中的一个代表方。

巧妙配伍

本方重用生黄芪，补益元气，意在气旺则血行，瘀去络通，为君药。当归尾活血通络而不伤血，用为臣药。赤芍、川芎、桃仁、红花协同当归尾以活血祛瘀；地龙通经活络，力专善走，周行全身，以行药力，亦为佐药。重用补气药与少量活血药相伍，使气旺血行以治本，祛瘀通络以治标，标本兼顾；且补气而不壅滞，活血又不伤正。合而用之，则气旺、瘀消、络通，诸症向愈。

适用人群

本方可应用于前列腺增生患者属气虚血瘀证型者，症见：小便排出不畅、尿线细、尿无力、神疲倦怠、下腹部或睾丸刺痛，或中风后半身不遂，口眼㖞斜，口齿不清，小便频数或遗尿失禁，舌暗淡，苔白，脉缓无力。

尹某，70 岁，退休干部，1996 年 10 月 6 日来诊。夜尿增多 3 年余，继之出现尿急、尿痛、尿线细、排尿等待、淋漓不尽 10 年余。经服前列康、酚苄明、己烯雌酚片及诺氟沙星胶囊，效果不佳。现病情加重，要求用中药治疗。B 超检查：前列腺Ⅱ度增生并尿潴留 150 毫升。症见面色苍白，腰膝酸软，少腹坠胀，舌质淡，边有瘀点，苔白，脉沉涩。证属肾阳衰惫，气血亏虚，瘀阻膀胱。处方：黄芪 60 克，当归 15 克，赤芍、川芎、地龙、桃仁、红花、杜仲、肉桂、夏枯草、浙贝母、海藻、昆布各 10 克，川牛膝 50 克，车前子 30 克，萹蓄 20 克，琥珀 3 克（冲服），白茅根 30 克，石韦 12 克。治疗 2 个疗程，尿流基本正常，B 超复查前列腺增生为Ⅰ度，残余尿量为 50 毫升。继进药 2 个疗程，诸症消失，B 超检查前列腺稍大于正常，无残余尿。随访 1 年，病未反复。

五、复元活血汤——活血疏肝止溲痛

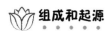 组成和起源

复元活血汤

柴胡 15 克，瓜蒌根、当归各 9 克，红花、甘草、穿山甲（炮）各 6 克，大黄 30 克，桃仁（酒浸，去皮尖，研如泥）12 克。

复元活血汤出自《医学发明》。

🪷 巧妙搭配

方中重用酒制大黄，荡涤凝瘀败血，导瘀下行，推陈致新；柴胡疏肝行气，并可引诸药入肝经。两药合用，一升一降，以攻散胁下之瘀滞，共为君药。桃仁、红花活血祛瘀，消肿止痛；穿山甲破瘀通络，消肿散结，共为臣药。当归补血活血；瓜蒌根"续绝伤""消扑损瘀血"，既能入血分助诸药消瘀散结，又可清热润燥，共为佐药。甘草缓急止痛，调和诸药，是为使药。大黄、桃仁酒制，及原方加酒煎服，乃增强活血通络之意。诸药配伍，特点有二：一为升降同施，以调畅气血；二是活中寓养，则活血破瘀而不耗伤阴血。瘀祛新生，气行络通，胁痛自平。

🪷 适用人群

复元活血汤具有活血祛瘀、疏肝通络之功效。原来主治跌打损伤、瘀血阻滞所致的胁肋痛不可忍。药理学提示本方具有显著的抗凝、抗血栓、降低血液黏度、扩张外周血管、改善微循环的作用。前列腺增生患者因外伤致排尿症状加重或疼痛症状明显者，可以应用本方加减治疗。此外，本方中的穿山甲具有走窜通利的作用，对于小便不畅且有疼痛的前列腺增生患者疗效亦佳。

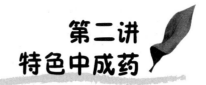

第二讲
特色中成药

一、泽桂癃爽胶囊——行瘀散结小便通

主要成分：泽兰、皂角刺、肉桂。

功效：行瘀散结，化气利水。前列腺增生（或合并慢性前列腺炎）瘀阻型可应用本药，症见夜尿频多，排尿困难，小腹胀满，或小便频急，排尿不尽，少腹、会阴或腰骶疼痛或不适、睾丸坠胀不适、尿后滴白等。

泽桂癃爽胶囊中泽兰味苦、辛，性微温，有活血行水之功；肉桂味辛、甘，性热，有补元阳、暖脾胃、除积冷、通血脉之功；皂角刺味辛，性温，有搜风拔毒、消肿排脓之功。三药合用具有益肾暖脾、温化湿浊、活血止痛、利水排毒的功效，正好切中"癃闭"之病机。

此外，药理实验证明，泽桂癃爽胶囊能抑制丙酸睾酮所致家兔和大、小鼠的前列腺增生，缩小前列腺体积，降低前列腺指数，减少残余尿量，减轻上皮细胞增生，对前列腺增生有较好的治疗作用，还具有抗炎、抗菌作用。

用法用量：1次2粒，每日3次，30天为1个疗程。

二、大黄䗪虫丸——祛瘀生新顽血松

主要成分：大黄、甘草、黄芩、桃仁、杏仁、水蛭、虻虫、蛴螬、芍药、干地黄、干漆、䗪虫。

功效：祛瘀生新。前列腺增生患者基础疾病较多，或前列腺癌已出现恶病质，脏腑功能衰退，气血阴阳亏损，日久不复的虚劳伴有瘀血干结证候，可以应用本方。临床表现为小便排出困难，甚则阻塞不通，形体消瘦，肌肤干燥粗糙，两目黯黑，舌质紫暗，脉沉涩等。

方中大黄逐瘀攻下，凉血清热；䗪虫破散癥积瘀血，共为君药。桃仁、干漆、蛴螬、水蛭、虻虫活血通络，攻逐瘀血，共为臣药。黄芩清热，助大黄以除瘀热；杏仁降气，俾气行则血行，并协桃仁以润燥；生地黄、芍药养血滋阴，共为佐药。甘草和中补虚，调和诸药，为使药。

用法用量：大蜜丸，每丸重3克，1次1~2丸，每日1~3次，口服；小蜜丸，1次3~6克；水蜜丸，1次3克。

三、血府逐瘀口服液——化瘀行气又止痛

主要成分：桃仁、红花、当归、川芎、地黄、赤芍、牛膝、柴胡、枳壳、桔梗、甘草。

功效：活血化瘀，行气止痛。前列腺增生血瘀证可用本药，症见：小便点滴而下，时断时续，下腹部或头身疼痛，心胸憋闷，夜间发热，急躁善怒，失眠多梦，心中悸动不安，舌质暗红，或舌有瘀斑、瘀点，脉涩或弦紧。

血府逐瘀口服液来源于血府逐瘀汤，方中桃仁破血行滞而润燥，红花活血祛瘀以止痛，共为君药。赤芍、川芎助君药活血祛瘀；牛膝活血通经，祛瘀止痛，引血下行，共为臣药。生地黄、当归养血益阴，清热活血；桔梗、枳壳，一升一降，宽胸行气；柴胡疏肝解郁，升达清阳，与桔梗、枳壳同用，尤善理气行滞，使气行则血行，以上均为佐药。桔梗并能载药上行，兼有使药之用；甘草调和诸药，亦为使药。全方配伍，特点有三：一为活血与行气相伍，既行血分瘀滞，又解气分郁结；二是祛瘀与养血同施，则活血而无耗血之虑，行气又无伤阴之弊；三为升降兼顾，既能升达清阳，又可降泄下行，使气血和调。合而用之，使血活瘀化气行，则诸症可愈。

有药理实验证实，血府逐瘀口服液能改善血液流变学指标、提高红细胞膜的流动性、提高机体清除自由基的能力，可以改善脑缺血状态的血液循环，进而促进神经细胞功能的恢复。目前临床常用血府逐瘀口服液治疗冠心病心绞痛、风湿性心脏病、胸部挫伤及肋软骨炎之胸痛，以及脑血栓、高血压病、高脂血症、血栓闭塞性脉管炎、神经官能症、脑震荡后遗症之头痛、头晕等。前列腺增生合并上述疾病属血瘀证者也是血府逐瘀口服液的适应证。

用法用量：口服，1次10毫升，每日3次。

四、桂枝茯苓胶囊——化瘀消癥复从容

主要成分：赤芍、茯苓、桂枝、牡丹皮、桃仁。

功效：活血化瘀，缓消癥块。本药原治瘀阻胞宫证，症见妇人素有癥块，妊娠漏下不止，或胎动不安，血色紫黑晦暗，腹痛拒按，或经闭腹痛，或产后恶露不尽而腹痛拒按者，舌质紫暗或有瘀点，脉沉涩。有前列腺增生患者在感冒受凉或者饮酒后可以引起急性发作，表现为尿频、排尿不畅，平时轻者无明显自觉不适，仅做前列腺彩色 B 超发现前列腺增大，故属于中医癥积范畴，其病机的关键是血瘀。根据"异病同治"原则，前列腺增生也可用本药治疗，不管是缓解期，还是急性发作期。

方中桂枝辛甘而温，温通血脉，以行瘀滞，为君药。桃仁味苦、甘，性平，活血祛瘀，助君药以化瘀消癥，用之为臣；牡丹皮、赤芍味苦而微寒，既可活血以散瘀，又能凉血以清退瘀久所化之热，赤芍并能缓急止痛；茯苓甘、淡，平，渗湿祛痰，以助消癥之功，健脾益胃，扶助正气，均为佐药。丸以白蜜，甘缓而润，以缓诸药破泄之力，是以为使。诸药合用，共奏活血化瘀、缓消癥块之功，使瘀化癥消，诸症皆愈。

从现代药理学意义讲，桂枝茯苓丸具有改善血液流变性、抗血小板聚集、抗炎、镇静、抗肿瘤等作用，这些对于抑制前列腺增生、改善前列腺微循环、避免恶化为前列腺癌均有积极意义。

用法用量：口服，1 次 3 粒，每日 3 次，饭后服。

五、七厘散——化瘀止痛可消肿

主要成分：血竭、乳香（制）、没药（制）、红花、儿茶、冰片、人工麝香、朱砂。

功效：化瘀消肿，止痛止血。前列腺增生瘀血症状明显，症见排尿等待，尿线细，排尿费力，甚则点滴难行，下腹部、会阴、睾丸疼痛，或伴精囊炎见血精（血色暗红），B超提示前列腺明显增大者。

方中重用血竭，活血止血，散瘀止痛为君药。乳香、没药、红花功善活血止痛，祛瘀消肿；儿茶收敛止血，为臣药。冰片、麝香辛香走窜，行气活血，能除瘀滞而止疼痛，为佐药。朱砂清热解毒，镇心安神，为使药。诸药合用，共奏化瘀消肿、止痛止血之效。

前列腺增生的主要症状是下尿路梗阻不通，梗阻发展到一定程度时，即可引起排尿困难，甚则尿潴留，肛门指检触及前列腺腺体增大。单就其增大的腺体而言，属中医学"癥积"范畴，本方组成中活血化瘀药较多，治疗前列腺增生效果较好。

用法用量：口服，1次2~3克，每日1~3次。

六、小金片——化瘀消肿止疼痛

主要成分：麝香、木鳖子、制草乌、枫香脂、乳香（制）、没药（制）、五灵脂（醋炒）、当归（酒炒）、地龙、香墨。

功效：散结消肿，化瘀止痛。前列腺增生寒凝血瘀证可以应用本药，症见：小便艰涩难排，下腹部冷痛，得温则减，小便清澈，舌质紫暗或有瘀斑，脉沉涩或迟。

用法用量：口服，1次2~3片，每日2次。

一、红藤——活血解毒消炎肿

红藤为木通科植物大血藤的干燥藤茎。性味苦，平。归大肠、肝经。具有清热解毒、活血、祛风、止痛的功效。

在我国古医籍中早有记载，《本草纲目》谓："治诸风，通五淋，杀虫。"《简易草药》曰："治筋骨疼痛，促腰膝壮阳事。"现代药学书中有"抗菌消炎，消肿散结，理气活血，祛风杀虫，治阑尾炎、月经不调、崩漏、经闭腹痛"等记载。其复方多用于慢性盆腔炎、不孕症、前列腺炎及前列腺增生等。

实验研究表明，红藤有较广泛的抗菌谱，低浓度抑菌，高浓度杀菌。红藤中的总皂苷、总鞣质对金黄色葡萄球菌、乙型链球菌等有较强的抑菌作用。此外，有抗氧化、抗肿瘤的作用。

本品既能清热解毒，又能活血，针对前列腺增生的"瘀热"病机可双管齐下。前列腺增生患者或并发慢性前列腺炎，有尿路刺激症状及尿路梗阻症状者，可

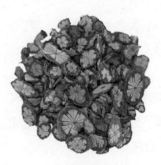

红藤

用本品。

用法用量：红藤 20 克，煎水代茶饮用。

二、蝼蛄——破瘀散结去腐痈

蝼蛄又名蛄蝼、转丸、弄丸、大将军等，始载于《神农本草经》，虽被列于下品药之中，但《伤寒杂病论》及历代主要本草著作均对其进行了记述。说明此药古代应用比较广泛，但是现代中医药对此药未给予重视，致使《中国药典》未进行收录。

蝼蛄具有破瘀、定惊、通便、散结、拔毒去腐的功效，主治癥瘕、惊痫、噎膈反胃、腹胀便秘、痔漏、疔肿恶疮。《本草纲目》认为蝼蛄入肝、胃、大肠经，因此主三经之病症。前阴既为肾所主，又为宗筋之所聚，所以不论从肝肾同源角度还是从肝主筋来看，前阴均与肝有着密切联系。故蝼蛄可主治前阴病症，且本药专走下窍，对男性前阴疾病有着较好的治疗作用。

现代研究认为，前列腺增生患者前列腺腺体、前列腺包膜及膀胱颈部有大量的平滑肌纤维，其表面富含 α 受体，当其受到刺激时，平滑肌纤维强烈收缩，从而使前列腺尿道的闭合压增高，膀胱出口梗阻，排尿困难加重，甚至出现急性尿潴留。蝼蛄具有 α 受体阻滞剂样作用，即可降低尿道梗阻的动力性因素，从而缓解前列腺增生的临床症状，并能显著抑制前列腺增生。

用法用量：蝼蛄粉 3 克，每日 1 次，温开水送服。

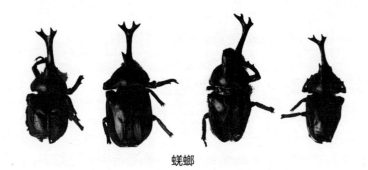

蜣螂

三、鬼箭羽——破血通淋走阴中

鬼箭羽为卫矛科植物卫矛的具翅状物的枝条或翅状附属物。性味苦、辛，寒。归肝经。有破血、止痛、通经、泻下、杀虫等功效。鬼箭羽以卫矛之名始载于《神农本草经》，列为中品。《植物名实图考》收入木类，载："卫矛，即鬼箭羽。湖南俚医谓之六月凌，用治肿毒。"在《本草经集注》中，鬼箭羽主治"中恶腹痛，去白虫，消皮肤风毒肿，令阴中解。"据《本草纲目》记载，鬼箭羽主治"女子崩中下血，腹满汗出，除邪，杀鬼毒蛊注。"

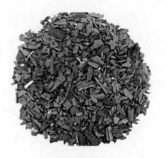

鬼箭羽

《名医别录》中也仅是有疗妇人血气大效的记载。以往鬼箭羽是应用较少的活血化瘀类中草药，用其组方也就更少。现临床上，鬼箭羽单方或组方应用治疗泌尿系感染、前列腺炎、前列腺增生疗效满意，具有清热通淋、活血化瘀的作用。

用法用量：鬼箭羽 50 克，黄酒 1 杯，加水煎，去渣，趁热饭前顿服。

四、益母草——活血利水益精癃

益母草是一味常用的中药。它性味辛、苦而凉，入心包、肝经，具有活血祛瘀、调经利水的功效，主治月经不调、产后血晕、瘀血腹痛等疾病。历代中医均运用益母草治疗妇科疾病，为妇科经产之圣药。现将益母草用于治疗男性前列腺增生及前列腺炎，也获得了良好疗效。

前列腺增生是老年男性的多发病，临床表现为排尿困难和尿潴留，益母草具有活血化瘀、利水消肿的功效，故可对前列腺增生起到治疗作用。有学者单用益母草治疗前列腺增生，取得了良好效果。

从现代药理学角度讲，益母草有很多作用，其治疗前列腺增生可能就与这些作用有关：抗血栓形成作用；扩张外周血管，增加血流量及降低血管阻力，从而起到改善微循环的作用；对多种致病真菌及细菌有抑制作用；作用和缓的保钾利尿功效。

益母草的名字还和一个名人有关，他就是程咬金。

程咬金虽是唐朝大将，但少年时也是命途多舛的。其父亲在程咬金很小的时候因病去世了，留下他与母亲相依为命。母亲在生程咬金的时候，因无人照料，留下产后瘀血疼痛病。程咬金成年后，立志要为母亲治好顽疾，解除病患。

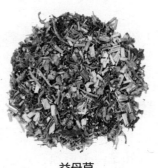

益母草

然而，当时的程咬金家徒四壁，只好靠编竹耙子挣钱养活老母。程咬金一连几个晚上没睡觉，编了许多竹耙子，挣了些许碎银，才买了两剂中药。程母服用后，病情果有好转。程咬金再去买药时，郎中告诉他要想完全治好，至少要再花上三两银子，这对于以编竹耙为生的程咬金简直是天文数字。这时他灵机一动：我何不用剩余的银两买上一剂药，跟在郎中后面，依葫芦画瓢，他采什么药，我也采什么药，这不是要省去许多银两？就这样，他只从郎中那买了一剂药，悄悄跟在郎中后面，采到了郎中所采的那种草药，煎汤给母亲治病，终于把病治好了。因此，程咬金就给这草药起了个名字，叫"益母草"。

用法用量：益母草50克，水煎服，每日1次，可加适量大枣，慢者半个月有效。

五、通关利尿散——破血逐水效力雄

全方由续随子、黑丑、蝼蛄、大黄组成。

通关利尿散以续随子为君，性味辛温，入肝、肾经，功能下水消肿、破血散瘀；黑丑为臣，性味苦寒，入肺、肾、大肠经，功能泻下、利尿、逐水饮。大黄为佐药，性味苦寒，入脾、胃、大肠、心包及肝经，功能下肠胃积滞，泻血分实热，与续随子配伍，一温一寒，寒温合化，既能克制续随子温性，又可加强通利逐水之力，并能清热解毒，相得益彰。蝼蛄为使，其性味咸寒，利尿功著。晋·葛洪《肘后备急方》记载："治小便不通，用大蝼蛄二枚，取下体，以水一升渍饮，须臾即通。"四药相伍，通关利水之力甚捷。

用法用量：续随子 20 克，黑丑、蝼蛄各 30 克，大黄 20 克。共焙干，研为细末，备用。1 次服 5 ~ 8 克，6 小时服 1 次，以温开水调服。

注意事项：因本方组成药力均较峻猛，所以对于年老体弱的前列腺增生患者，不宜使用。

第四讲
食疗调护

一、鲜炒益母草——活血利水可消肿

原料：鲜益母草 500 克，盐 5 克，味精 3 克，大葱 5 克，猪油 20 克。

做法：益母草嫩茎择去杂质，用清水洗净，放入煮沸水锅内焯一下，捞出，再用清水洗去苦味，刀切成段。葱洗净，切成葱花。油锅刷洗干净后，烧热，放入油，下葱花煸香，投入益母草煸炒，加入适量食盐炒至入味，加入味精调味，出锅装盘。

功效：活血化瘀，利水消肿，清热解毒。益母草味辛苦、性微寒，可活血化瘀、消水。《本草纲目》记载：益母草可活血、破血、解毒，治疗尿血、大小便不通等。现代研究发现，益母草含有硒、锰等微量元素。硒可以增强免疫细胞活力、缓解动脉粥样硬化以及提高人体免疫功能，锰能抗氧化、防衰老、抗疲劳及抑制癌细胞的增生。常食益母草，对前列腺增生血瘀证见小便不利，下腹、睾丸、会阴坠胀刺痛等症状有较好疗效。

二、红藤炖河蟹——活血养血瘀络通

原料：河蟹 250 克，鸡血藤 30 克，江米酒 10 克。

做法：鸡血藤洗净浸透，河蟹宰洗干净。鸡血藤、河蟹加适量清水，置瓦罐中，文火炖沸后，调入江米酒适量，炖至河蟹熟即可。

功效：补血活血，化瘀通络。螃蟹味咸、性寒，具有清热解毒、养筋接骨、活血、利肢节、滋肝阴等功效，对腰腿酸痛和风湿性关节炎有一定的食疗效果。螃蟹含有丰富的蛋白质、维生素、钙、磷、铁等营养物质，对身体有很好的滋补作用。鸡血藤味苦甘、性温，可补血、活血、通络。螃蟹合鸡血藤，既可滋阴补血，又可加强活血化瘀通络的功效。前列腺增生排尿不畅、小便涩痛、小腹部或腰骶部疼痛可用本食疗方。

三、益母草焖田螺——化瘀通淋利溲癃

原料：田螺 100 克，益母草 20 克，花椒、生姜丝、料酒、花生油、酱油、食盐、味精各适量。

做法：将田螺、益母草洗净，用刀背砸去田螺顶尖，备用。锅内放花生油，旺火烧热，放花椒炸出香味后加入田螺、益母草、生姜丝、料酒、酱油、食盐煸炒一下，加入清水，用小火焖15分钟，出锅前加入味精即可。

功效：利尿通淋，活血散瘀。田螺味甘咸、性寒，可利尿通淋。其富含蛋白质、维生素及人体必需的氨基酸与微量元素，是典型的高蛋白质、低脂肪、高钙质的天然动物性保健食品。益母草味辛、微苦，性微寒，归心、肝、肾经。具有可升可降、入血分的特点，能活血利水。本食疗方是治疗前列腺增生水道瘀阻所致小便点滴而下、时断时续的佳品。

四、田螺王不留行汤——化瘀散结溲不痛

原料：田螺100克，王不留行30克，车前子15克，食盐少量。

做法：将王不留行、车前子放入纱布袋中，入砂锅加清水浸泡20分钟。田螺洗净，放入砂锅，与药包同煮至熟即可。

功效：化瘀散结，行气利水。王不留行味苦、性平，具有活血、利尿通淋的功效，可治疗血瘀经闭、热淋、血淋、石淋等疾病。车前子味甘淡、性微寒，其质滑降利，具有清热利水之功，多用于治疗小便不通、淋浊、带下、尿血等疾病。田螺味甘咸、性寒，具有清热止渴、利尿通淋的功效。三者同用，可增强活血化瘀、散结利尿的功效。前列腺增生排尿用力努责，小便点滴而下，或时断时续，艰涩难下，尿细如线，或有尿分叉、小腹胀满疼痛、会阴胀痛、血尿等症状时，可以选用。

五、牛膝二仁粥——活血散瘀水下冲

原料：川牛膝 15 克，桃仁、郁李仁各 10 克，粳米 50 克。

做法：将以上三味药装入纱布袋中，入砂锅，加清水煮 20 分钟。将粳米洗净放入砂锅中，煮至粥熟即可。

功效：活血散瘀，引水下行。牛膝味苦酸、性平，具有活血祛瘀、补肝肾、强筋骨、引血下行、利尿通淋的功效，又有疏利下行、能补能泄的特点。桃仁味甘苦、性平，有破血行瘀、润燥滑肠的功效。郁李仁甘苦而润，其性降，故能下气行水。此三味药相须为用，效专力强，共奏活血散瘀、引水下行之功。前列腺增生症见小便艰涩、点滴而下、小腹胀满疼痛者可以选用。

六、金钱草泽兰煲猪小肚——活血利尿溲轻松

原料：金钱草 40 克，泽兰 15 克，猪膀胱 600 克，猪脊骨 300 克，生姜 3 片。

做法：金钱草、泽兰洗净。猪膀胱用盐、生粉反复洗净，清水冲洗。将金钱草、泽兰、猪膀胱、猪脊骨、生姜一起下瓦煲，加水 2500 毫升，武火烧开，文火煲 2 小时，下盐即可。

功效：活血化瘀，清热利尿。金钱草具有解毒消肿、利尿通淋的功效，可治疗热淋、砂淋、石淋、热毒疮疡等疾病；泽兰可活血化瘀、行水消肿；猪膀胱可缩小便、健脾胃。三者合用，可增强活血化瘀、行水的功效。对前列腺增生小便点滴而下、尿细如线、会阴胀痛者可以选用。

第六篇

清利篇

　　中医认为"湿性趋下"，而前列腺增生病位在膀胱及精室，均处下焦，易受湿邪侵扰。湿邪性质黏腻，缠绵凝滞，易挟兼其他邪浊、热毒等潜伏体内，混处血络之中，伤及脏腑阴阳。湿热浊毒是前列腺增生最重要的致病因素之一，因此，清利湿热法也是前列腺增生常用治法之一。

俗话说"水往低处流"，从常识讲，湿与水分不开，湿也有向下的趋势。湿邪或从外感，或从内生，侵袭机体后，均有向下的趋向。前列腺增生病位在膀胱及精室，均处下焦，易受湿邪侵扰。

或从外感受湿邪（或夹热邪）；或嗜食肥甘膏粱厚味、辛辣刺激饮食，中焦湿热浊毒不解，下注膀胱；或肾间湿热移于膀胱，而致湿热浊毒诸邪阻滞下焦，久蕴不去，膀胱气化不利，小便不通。湿热往往胶着在一起，稽留于下焦，表现出前列腺增生的湿热症候。其临床表现为小便灼热黄赤，滴沥不畅，甚或突然闭塞不通，少腹胀满或急满，或小便不通，涓滴难行，大便秘结，舌红脉数等。

前列腺增生湿热证型论治当因势利导，祛除病邪，使邪从溺窍（尿道）而出，往往采用清利湿热的方法进行治疗，选用药物多苦寒或者甘寒，清热药、祛湿药以及利尿药同时应用。此外，往往辅以滋阴药，以防清利过度而伤阴。

第一讲
经典方剂

一、八正散——清热利尿八正散

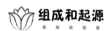 **组成和起源**

八正散

车前子、瞿麦、萹蓄、滑石、山栀子、炙甘草、木通、大黄（面裹煨，去面切，焙）各500克。

现代用法：为散，每服6~9克；亦可作汤剂，水煎服，用量按原方比例酌情增减。

本方出自《太平惠民和剂局方》。《太平惠民和剂局方》为宋代太医局编写，载方788首。所收方剂均是民间常用的有效中药方剂，记述了其主治、配伍及具体制法，是一部流传较广、影响较大的临床方书。书中许多方剂至今仍广泛用于临床，八正散便是其中一个。"膀胱气热壅结不行，则约而不出，淋涩癃闭之病生"，讲的就是湿热结于膀胱，膀胱气化不利，癃闭便发生了。八正散由木通、瞿麦、车前子、萹蓄、滑石、炙甘草、大黄、山栀子等诸药组成，加灯心引服。

方名"八正"者，"八"，谓本方由八味主要药物组成；"正"者，乃正治之意。朱丹溪曰："小便不通有热有湿，有气结于下，宜清宜燥宜升，有隔二隔三之治。如不因肺燥，但因膀胱有热，则泻膀胱，此正治也。"总之，本方以八味药物为散，通过正治之法（用寒凉的药物治疗热证），以奏清利湿热之功，故称"八正散"。

🪷 巧妙配伍

方中萹蓄、瞿麦苦寒，善清利膀胱湿热，引湿热下行，为君药。滑石、木通、车前子均能清热利尿，通淋利窍，为臣药。栀子通泻三焦之火，大黄通腑泻热，使湿热之邪从二便分消，为佐药。甘草调和诸药，缓急止痛；加少量灯心草导热下行，为使药。本方集清热、利尿、滑窍、活血为一方，功效确切。

🪷 加减变化

本方苦寒清利，前列腺增生属湿热下注证者可用之。若尿中有血或见镜检红细胞，宜加生地黄、小蓟、白茅根以凉血止血；伴泌尿系结石，可加金钱草、海金沙、石韦等以化石排石；伴小便浑浊如米泔水，宜加萆薢、石菖蒲以分清化浊。

🪷 适用人群

前列腺增生尿频、尿急，伴见小便灼热黄赤，滴沥不爽，甚则点滴不通，大便干结，舌红脉数，可用此方。此外，本方对于急性泌尿系感染也有较好的疗效。常用于膀胱炎、尿道炎、急性前列腺炎、泌尿系结石、肾盂肾炎等属湿热下注者。现代研究发现，此方有较强的抗细菌感染作用，效果不亚于抗生素。

　　王某，男，61 岁，2013 年 3 月始感小腹胀满，小便不通，渐至大便涩硬，当地医院诊为前列腺增生。为解临时之急，放置导尿管引出小便，3 天后拔管，不到 24 小时小便又点滴不出，遂又复置导尿管，如此反复，患者转求中医药治疗。诊见患者痛苦面容，气粗口臭，心烦欲呕，小腹胀满，口渴，舌苔黄垢，腰腹叩击皆痛，小便滴沥难出，大便燥结不行，脉弦数有力。西医诊断为前列腺增生。中医诊断为癃闭，证属湿热蕴结下焦，并与"心移热于小肠、肺移热于大肠"有关。治宜润肺清心，直通二便，斩关夺隘，釜底抽薪。方用八正散化裁：车前子 10 克，木通 6 克，酒大黄 10 克，滑石 30 克，瞿麦 12 克，萹蓄 10 克，栀子 10 克，灯心草、淡竹叶各 3 克，川牛膝 12 克，琥珀（冲）5 克，泽泻 10 克，石韦 12 克，甘草 3 克。服此方后小便渐通，7 剂后小便畅通，可自行排尿。

附方：六一散

🪷 **来源与组成**

六一散

　　滑石 180 克，甘草（为细末）30 克。每服 9 克，加蜜少许，温水调下，或无蜜亦可，每日三服。或欲冷饮者，新井泉调下亦得。

原名益元散，一名天水散，后人通称为六一散。既取"天一生水，地六成之"之义，又说明方药用量比例，以示区别加辰砂之益元散。

🪷 适用人群

前列腺增生湿热较重者往往会出现尿道灼热、会阴胀痛等局部类似感染征象。滑石清热利湿、甘草清热解毒，可促进小便的排出，减轻患者小便点滴难出症状；二者皆性寒，对于小便灼热赤痛改善也较为明显。本方往往与其他清热利湿的方剂合用，增加清热利湿、利尿通淋的效果。

🪷 使用注意

若阴虚，内无湿热，或小便清长者忌用。

二、公英葫芦茶——清利活血前列康

🪷 来源与组成

公英葫芦茶

蒲公英18克，葫芦茶30克，车前子（包）10克，冬葵子12克，瞿麦10克，石韦10克，藿香10克，王不留行18克，三棱10克，莪术10克，滑石20克，怀牛膝10克。

此方系已故广东名老中医黄耀燊教授治疗尿潴留之验方，经男科大家徐福松教授发扬光大，用于治疗前列腺炎和良性前列腺增生，因药源之故，也可将葫芦茶改为陈葫芦，同样疗效显著。临床验证证实，该方可利水渗湿，功效颇强。可明显改善前列腺增生患者排尿无力、尿流变细、排尿困难等症状。

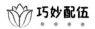 **巧妙配伍**

方中蒲公英、葫芦茶、冬葵子清利湿热，木通、车前子、滑石、怀牛膝通利下焦，瞿麦、石韦利湿通淋，藿香醒脾和胃，王不留行通窍，三棱、莪术活血化瘀。诸药合用，共奏清利湿热之效。现代药理学研究发现，方中大多药物具有较强的利尿、抗炎作用，对于多种病原微生物具有抑制作用。其中蒲公英具有类广谱抗菌和利尿作用，葫芦茶有显著利尿作用；车前子、冬葵子、怀牛膝均有利尿、抑菌作用；三棱、莪术、王不留行能明显改变血液流变性，降低血浆黏度，加快血液循环，改善局部的充血水肿，可能具有使腺体软化和缩小的作用。

验案

张某，男，68岁，2006年6月16日初诊，自诉排尿不畅反复发作4年。患者有良性前列腺增生病史，曾因急性尿潴留而导尿2次，近3天来因饮酒过度而致小便频数，滴沥不尽，尿黄量少，尿道灼热疼痛，伴少腹胀痛，口干苦，大便干结，日一行，舌苔黄腻，脉弦滑。尿常规：潜血＋，白细胞++。直肠指检：前列腺腺体增大，表面光滑，质地中等有弹性，中央沟变浅。经直肠超声示：前列腺大小为5.1厘米×4.0厘米×3.2厘米，形态尚规则，内部回声尚均匀，膀胱内壁光整，残余尿45毫升。前列腺特异性抗原（PSA）、游离前列腺特异性抗原（fPSA）及其比值均在正常范围，证属膀胱湿热，气化失司。治以清热利湿，方选公英葫芦茶加减，药用：蒲公英 30 克，陈葫芦 30 克，黄柏 10 克，车前子（包煎）10 克，马鞭草 20 克，冬葵子 10 克，三棱 10 克，莪术 10 克，台乌药 10 克，藿香 10 克，生地黄 10 克，通草 20 克，淡竹叶 5 克，生甘草 6 克。嘱其戒烟酒，忌辛辣肥甘厚味之品。服 7 剂后尿次减少，排尿通畅，伴随症状好转，继服前方 14 剂，诸症均有好转。

三、四妙丸——清热祛湿腰膝酸

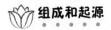 **组成和起源**

四妙丸

黄柏、苍术、牛膝、薏苡仁各 240 克。水泛为丸，每服 6～9 克，温开水送下。

四妙丸来源于《成方便读》。此方化裁于《丹溪心法》中的二妙散，黄柏配苍术为二妙散；二妙散加牛膝为三妙丸；三妙丸增薏苡仁即成为四妙丸。

巧妙配伍

方中苍术性味苦、辛，温燥，燥湿健脾，黄柏苦寒，可以清热燥湿，将两者结合起来，用苦寒而不伤胃；牛膝强腰脊，补肝肾，利小便，引药下行；薏苡仁，利水消肿，渗湿，健脾，除痹，清热排脓。四者相伍，燥湿、利湿、健脾、补肾功效皆具。本方是我们中医处方里经常用到的小方、基本方，具有清热利湿、舒筋壮骨的功效，常用于湿热痿证之两足麻木、痿软、肿痛。

适用人群

对于前列腺增生湿热较甚者，疗效颇佳。四妙丸对于前列腺增生患者中腰膝酸软无力、小便涩痛、下肢浮肿、口干口苦、舌苔黄腻明显者较为合适。

注意事项

四妙丸较为平和，具有清热利湿、舒筋壮骨的作用，只要辨证得当，一般无明显禁忌。

四、萆薢分清饮——清热利湿尿浊痊

组成和起源

萆薢分清饮

川萆薢6克，黄柏（炒褐色）、石菖蒲各2克，茯苓、白术各3克，莲子心2克，丹参、车前子各4.5克。水煎服。

本方来自《医学心悟》，具有清热利湿、分清化浊的功效。

巧妙配伍

方中萆薢利湿化浊，为治白浊之主药，故以为君。石菖蒲化浊除湿，并祛膀胱虚寒，以助萆薢分清化浊之力，且能温通化气，通利小便。黄柏清泻下焦之相火湿热，车前子清利小便，且能滋肾阴，防治通利伤阴、湿热伤阴。莲子心少量泄心火，引热下行，且能清心安神。紫丹参活血通利，湿热者往往兼有瘀滞不通，且能软化增生之前列腺。

适用人群

适用于前列腺增生伴有小便浑浊，小便不畅，会阴、阴囊潮湿、尿道灼热等症状者。尤其对于小便浑浊或者尿道滴白的前列腺增生患者最为合适。

验案

远氏等运用萆薢分清饮加味治疗前列腺增生 40 例，药物组成：萆薢 15 克，石菖蒲 10 克，乌药 10 克，益智仁 20 克，川牛膝 10 克，肉桂 3 克，牡蛎 30 克，黄芪 30 克，茯苓 15 克，川芎 10 克，香附 10 克，丹参 20 克。每日 1 剂，治疗 3 个月。总有效率达 82.5%，在减轻患者前列腺增生症状评分、改善生活质量、提高最大尿流率及减少膀胱残余尿量方面，疗效显著。

五、龙胆泻肝汤——肝经湿热实火攘

组成和起源

龙胆泻肝汤

龙胆草（酒炒）6 克，黄芩（炒）9 克，栀子（酒炒）9 克，

 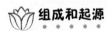

泽泻12克，木通6克，当归（酒洗）3克，生地黄（酒炒）9克，柴胡6克，生甘草6克，车前子9克。水煎服，亦可制成丸剂。

本方来自《医方集解》。

🪷 巧妙配伍

方中龙胆草大苦大寒，既能泻肝胆实火，又能利肝经湿热，泻火除湿，黄芩、栀子苦寒泻火、燥湿清热，加强君药泻火除湿之力，湿热的主要出路，是利导下行，从膀胱渗泄，故又用渗湿泄热之泽泻、木通、车前子，导湿热从水道而去；用当归、生地黄养血滋阴，使邪去而阴血不伤，用柴胡疏畅肝胆之气，并能引诸药归于肝胆之经；甘草调和诸药，护胃安中。

🪷 加减变化

若湿盛热轻者，可去黄芩、生地黄，加滑石、薏苡仁以增强利湿之功；若尿道灼热、涩痛不适者，可去柴胡，加连翘、海金沙、金钱草等通淋止痛。

🪷 适用人群

前列腺乃肝经所过之处，前列腺增生伴见肝胆湿热下注或肝胆实火上炎可用此方。其主要表现为：前列腺增生症状伴见肝胆实火循经上炎之头痛、目赤、胁痛、口苦、耳聋、耳肿；前列腺增生症状伴见肝胆湿热下注之阴囊瘙痒、阴囊肿痛、阴囊潮湿汗多、勃起功能减退。

🪷 注意事项

方中药多苦寒，易伤脾胃，故对脾胃虚寒所致大便偏溏、神疲倦怠、胃脘隐痛等患者不宜使用。

🪷 验案

老陈，平时喜欢喝酒吃辣，体格强壮，性格直爽，朋友都说他身体不错。可是最近1年来老陈一直为小便苦恼，尿急明显，憋不住，一有尿意就要立即找厕所，迟一点就要尿裤子。并且小便灼痛，口苦咽干，阴囊潮湿不干爽。医生诊断为前列腺增生，给他吃了1个月龙胆泻肝丸合普适泰片（舍尼通）等，并且戒了酒，治疗后症状好多了。

六、小蓟饮子——清热凉血效称上

🪷 起源和组成

小蓟饮子

生地黄30克，小蓟15克，滑石15克，蒲黄（炒）9克，藕节9克，淡竹叶9克，当归（去芦酒浸）6克，山栀子9克，木通6克，炙甘草6克。水煎服。

本方出自《重订严氏济生方》。

🪷 巧妙配伍

方中小蓟甘凉入血分，功擅清热、凉血止血；又可利尿通淋，尤宜于尿血、血淋之症，是为君药。生地黄甘苦、性寒，凉血止血，养阴清热；蒲黄、藕节助君药凉血止血，并能消瘀，共为臣药。君臣相配，使血止而不留瘀。热在下焦，宜因势利导，故以滑石、竹叶、木通清热利水通淋；栀子清泄三焦之火，导热从下而出；当归养血和血，引血归经，尚有防诸药寒凉滞血之功，合而为佐。使以甘草缓急止痛，和中调药。诸药合用，共成凉血止血为主、利水通淋为辅之方。本方配伍特点是止血之中寓以化瘀，使血止而不留瘀；清利之中寓以养阴，使利水而不伤正。这是治疗下焦瘀热所致血淋、尿血的有效方剂。

🪷 适合人群

前列腺增生除排尿症状外，最常见的症状就是尿血或镜检红细胞升高。本方适用于前列腺增生合并尿血患者，若湿热症状较重，伴见尿路感染症状（尿道灼热刺痛感或尿常规白细胞升高），可酌加蒲公英、车前子、白花蛇舌草；若尿血日久气阴两伤，出现神疲乏力、口干口渴者，可减木通、滑石等寒滑渗利之品，酌加太子参、黄芪、阿胶等以补气养阴。

🪷 注意事项

方中药物多属寒凉通利之品，只宜于前列腺增生尿血实热证。目前也用治前列腺增生术后血尿并发症。若前列腺增生尿血日久出现寒证或气虚症状，出现尿血且血色暗淡、四肢不温、面色萎黄、神疲倦怠等，均不宜使用。

🪷 附方：导赤散

组成：生地黄、木通、生甘草梢各 6 克为末，每服 9 克，水 100 毫升，入竹叶同煎至 50 毫升，饭后温服。

功效：清心利水养阴。适应于心胸烦热、口渴面赤、意欲饮冷以及口舌生疮；或心热移于小肠，小便赤涩刺痛，舌红，脉数。

此方小而精，滋阴、清热、利尿共用，对于热盛伤阴、小便灼热、口舌生疮的前列腺增生患者尤为合适，同时也是众多方的基本方。

🪷 验案

赵氏等运用小蓟饮子对前列腺汽化电切术后并发症进行临床研究，发现小蓟饮子能明显改善术后患者的膀胱痉挛情况，缩短血尿转阴时间。

第二讲
特色中成药

一、滋肾通关丸——滋肾清热通溺关

主要成分：黄柏、知母、肉桂。

功效：滋肾清热，化气通关。临床用于前列腺增生见小便灼热、尿流不畅、尿线变细、会阴部湿热感、口中发黏（或者口气较重）、舌质红、苔黄腻、脉细数者。

滋肾通关丸又名通关丸、滋肾丸，出自元代李杲的《兰室秘藏》，具有治下焦湿热、小便癃闭、点滴不通的功效。滋肾通关丸为传统补肾的方剂，可清热利湿，滋肾养阴，清热以治标，滋肾以固本，可达标本兼治，临床应用广泛。知母，味苦、甘，性寒，归肺、胃、肾经，具有滋肾润燥、清热泻火的功效，善治下焦肾虚气化不力所致湿热郁结诸病。黄柏，味苦，性寒，入肾、膀胱、大肠经，既能清实热，又能退虚热，侧重于泻相（肾）火、退下焦热。二药相伍，既可固肾虚之本，又可除湿热之标，可谓标本兼治。此二药为全方的君药和臣药，从方解上来看，意义重大，为全方核心。肉桂性温，适当加入以防知母、黄柏药性过寒，为反佐药。湿热在下焦，肾与膀胱的阴分被耗伤，气化不行，小便不得出，用黄柏、知母的苦寒，清热燥湿而兼滋阴，更配少许肉桂，温养命门真阳，蒸水化气，小便自通。方中的药虽只三味，却配合得相当精密，所以效果甚好。

二、当归贝母苦参丸——润燥清利增生缓

主要成分：当归、贝母、苦参、滑石。

功效：养血润燥，清热利尿。前列腺增生出现小便不利、尿急、尿痛、尿涩诸症，无论虚实，均可应用。

此方出自《金匮要略》，原文为："妊娠，小便难，饮食

如故，当归贝母苦参丸主之。"方中当归辛润补益，贝母散结通利，苦参清热燥湿。三药合用，补中有攻，清中有润，散以通利，正合"妊娠小便难"之有身孕当补益、小便难当通利之病机。本方妙在当归之用，其辛润之性不仅具有补益作用，而且对于缓解下焦小便不利之尿涩痛淋颇具良效。

当归贝母苦参丸虽主治妇人"妊娠小便难"，但原文亦提到"男子加滑石半两"，提示本方亦可用于治疗男科疾患。方中贝母散结通利，苦参苦寒，燥湿除邪，是针对外邪侵犯、经脉不利之"小便难"所设；更以辛甘温润之当归为君，补益活血止痛，润窍通利经脉。因此，前列腺增生见排尿困难、小便淋漓不尽、排尿等待、尿线细均可应用。

三、热淋清颗粒——清热解毒淋痛安

主要成分：头花蓼。

功效：清热解毒，利尿通淋。用于湿热蕴结、小便黄赤、淋漓涩痛之症。前列腺增生并发尿路感染、肾盂肾炎可以用之。

头花蓼原为民间草药，又名四季红，其主要成分为黄酮类成分。头花蓼是历史上贵州省西北部少数民族常用草药，其性热，味苦、涩，对于清热利湿、解毒止痛、和血散瘀、利尿通淋有独特疗效。从20世纪80年代起，贵州省就开始研究开发头花蓼，目前已有多家医药企业使用，临床上应用主要是以其制成的中成药物为主。

附：克淋通胶囊

主要成分：头花蓼，黄柏。

功效：清热解毒，利尿通淋。用于湿热下注、热结膀胱所见小便频数、尿急、尿痛、小腹胀痛、腰痛或小便点滴难出属于湿热的前列腺增生患者。

四、癃清片——清热解毒血可凉

组成：泽泻、车前子、败酱草、金银花、牡丹皮、白花蛇舌草、赤芍、仙鹤草、黄连、黄柏。

功效：清热解毒，凉血通淋。用于热淋所致的尿频、尿急、尿痛、尿短、腰痛、小腹坠胀等症。前列腺增生湿热较重见上述症状者也适用。

癃清片组方合理，方中金银花、败酱草清热解毒，车前子、泽泻利水消肿，赤芍、牡丹皮、仙鹤草凉血活血，黄芩、黄柏清湿热。诸药合用达清热解毒、凉血通淋之功，改善小便灼热不适等症状。

现代研究认为，癃清片对大肠杆菌、金黄色葡萄球菌、乙型链球菌等具有较强的抑制作用；有明显的抗炎作用；有效增强机体吞噬细胞的吞噬能力，增强 T 淋巴细胞的功能。药理研究表明，癃清片不仅具有利尿、止痛、促进微循环的作用，而且可明显减少前列腺液中的白细胞数量，升高卵磷脂小体密度。癃清片全方清热解毒、利湿通淋兼以凉血、活血化瘀，正适宜前列腺疾患的湿热瘀血病理机制。

五、前列倍喜胶囊——清热利湿瘀阻远

组成：猪鬃草、蝼蛄、王不留行、皂角刺、刺猬皮。

功效：清利湿热，活血化瘀，利尿通淋。用于湿热瘀阻所致的小便不利、淋漓涩痛以及前列腺炎、前列腺增生见上述证候者。

前列倍喜胶囊是贵州省苗族药，具有清利湿热、活血化瘀、利尿通淋的功效，临床上用于治疗前列腺炎、前列腺增生。该药由猪鬃草、王不留行、皂角刺、刺猬皮、蝼蛄经提取而加工制成复方制剂，方中王不留行可改善血液高黏状态，改善微血管形态、减轻血液淤滞；皂角刺可抑制血小板聚集，抑制和对抗凝血酶活性，发挥抗凝血作用；二者协同，可改善前列腺的血液流变状态，有助于恢复或保持前列腺的正常功能状态。刺猬皮中锌含量很高，锌是前列腺中非常重要的抗感染因子，高浓度的锌有直接的抗炎作用；蝼蛄直入膀胱经，含高浓度的钾，钾利水消肿有助于炎症消退，这些都提示前列倍喜胶囊有扩张血管、改善微循环、抗菌消炎等作用。对于老年人泌尿系感染属于湿热者均可以应用。

注意事项：极少数患者在服药期间偶有尿道灼热感，属正常现象；服药期间忌酒及辛辣刺激食物；过敏体质者慎服。

第三讲
单方验方

一、葫芦——利尿通淋小溲长

葫芦为葫芦科植物瓢瓜的干燥果皮。全国大部分地区均有栽培。秋季采收，打碎，除去果瓤及种子，晒干，生用。甘，平。归肺、肾经。《滇南本草》谓其："通淋，除心肺烦热。"《本草再新》曰："利水，治腹胀，黄疸。"现代研究证实，葫芦煎剂内服，有显著利尿作用。前列腺增生伴水肿、小便不利者可以常用。

人们常说，"不知他葫芦里卖的什么药？"可见，葫芦原来应是盛药的器皿。古人将葫芦作为盛放药物或酒的容器，既密封不走味，又得葫芦清香之气，融精华于一壶。"七月食瓜，八月断壶"，说的就是葫芦幼嫩的果实和叶子是可以食用的食蔬，葫芦老了便可做壶。可见，葫芦在人们的日常生活中起着重要作用。

用法用量：葫芦新鲜的可以直接烹饪菜肴，晒干品可取20克左右煎汤代茶饮用。可与猪苓、茯苓、泽泻、滑石、木通、萹蓄、白茅根、小蓟等同用。

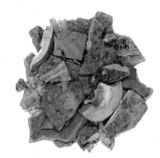

葫芦

二、土茯苓——清热利湿效不凡

土茯苓为百合科植物土茯苓的块茎。主产于长江流域南部各省。原植物生于海拔2000米以下的林下、灌丛、林缘或山坡阴处。耐干旱和荫蔽，砂质土壤和黏质土壤均宜生长。味甘、淡，性平。归肝、胃经。具有解毒、除湿、利关节的功效。

现代研究证实，本品所含落新妇苷有明显的利尿、镇痛作用，对金黄色葡萄球菌、溶血性链球菌、大肠杆菌、绿脓杆菌、伤寒杆菌、福氏痢疾杆菌、白喉杆菌及炭疽杆菌均有抑制作用，可通过影响T淋巴细胞释放淋巴因子的炎症过程而选择性地抑制细胞免疫反应。

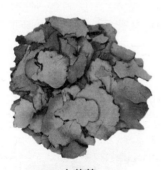

土茯苓

土茯苓在临床中应用时，往往用于湿热较重的患者，由于前列腺位于盆腔，在人体属于下焦，湿热容易结聚于此。土茯苓具有清热、利湿的双重作用，针对病机精确，症状改善明显。

用法用量：土茯苓30克，煎汤代茶饮。可与木通、萹蓄、蒲公英、车前子等同用。

三、蒲公英——清利湿热肿结散

蒲公英为菊科植物蒲公英、碱地蒲公英或同属数种植物的干燥全草。全国各地均有分布。夏季至秋季花初开时采挖，除去杂质，洗净，切段，晒干。鲜用或生用。味苦、甘，性寒。归肝、胃经。具有清热解毒、消肿散结、利湿通淋的作用。

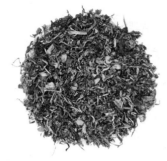

蒲公英

本品苦、甘而寒，能清利湿热，利尿通淋，对湿热引起的淋证有较好的疗效。用治热淋涩痛，常与白茅根、金钱草、车前子等同用，以加强利尿通淋的效果。

用法用量：蒲公英30克，煎汤代茶饮用；鲜蒲公英亦可炒菜、凉拌服用。

注意事项：口服煎剂偶见恶心、呕吐、腹部不适及轻度泄泻等胃肠道反应，亦可出现全身瘙痒、荨麻疹等。服用酒浸剂有头晕、恶心、多汗等反应，少数患者出现荨麻疹并发结膜炎，停药后消失。部分患者服片剂后有胃部发热感。

四、玉米须——利水消肿兼利胆

玉米须为禾本科植物玉蜀黍的花柱及柱头。全国各地均有栽培。玉米上浆时即可采收，但常在秋后剥取玉米时收集。味甘、性平。归膀胱、肝、胆经。具有利水消肿、利湿退黄作用。

从现代药理学方面看，玉米须有较强的利尿作用，还能

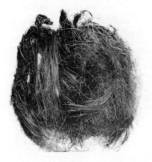
玉米须

抑制蛋白质的排泄。玉米须制剂可促进胆汁分泌，降低其黏稠度及胆红素含量。因此，前列腺增生伴有肾炎、心力衰竭引起水肿者可以运用。因其有促进胆汁分泌的作用，前列腺增生伴有胆囊炎、胆石症基础疾病者，可以应用。

用法用量：玉米须20克煎汤代茶饮。

注意事项：煮食去苞须；不作药用时勿服。

五、马鞭草——清利活血效力强

在古欧洲，马鞭草被视为珍贵的神圣之草，在宗教庆祝的仪式中被赋予和平的象征。

马鞭草具有清热凉血、利尿通淋、活血化瘀的作用，往往用于下焦水肿以及小便不通的情况，效果较好。对于前列腺增生湿热证型的患者，可清其热、祛其湿、利其小便、化其瘀结，常配伍清利药、化瘀药以及利尿药共同应用。

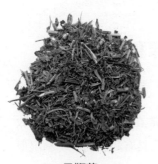
马鞭草

用法用量：马鞭草20克，煎汤代茶饮。

六、薏苡仁——利水健脾除湿痰

薏苡仁又名薏苡、薏仁、六谷米等。味甘淡、性微寒，薏苡仁药用最早记载于《神农本草经》，本品淡渗甘补，既利水消肿，又健脾补中。具有利水消肿、健脾去湿、舒筋除痹、清热排脓的作用，为常用的利水渗湿药，长期服用还可以轻身益气。

薏苡仁（薏米）在我国栽培历史悠久，是我国古老的药食皆佳的粮种之一。在欧洲，它被称为"生命健康之禾"，在日本被列为防癌食品。薏苡仁具有容易消化吸收的特点，不论用于滋补还是用于医疗，作用都很缓和。薏苡仁适宜于前列腺增生属痰湿体质患者，如素体肥胖、经常咳痰、舌苔厚腻者。

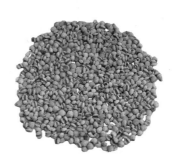

薏苡仁

用法用量：内服，煎汤，10～30克；或入丸、散，浸酒，煮粥，作羹。

注意事项：本品力缓，宜多服久服。脾虚无湿、大便燥结者慎服。

七、双根饮——清热滋阴口不干

白茅根 50 克，芦根 50 克，水煎服。

功效：滋阴清热，利尿通淋。适用于前列腺增生热盛伤阴见口干口渴、恶心呕吐、尿道灼热刺痛或热盛迫血妄行而见尿血者。

芦根为禾本科植物芦苇的地下茎，我国各地均产。原植物生于河流、沼泽岸边浅水中。喜温暖湿润气候，耐寒，以土层深厚、富含腐殖质的河流、沼泽岸边浅水中最宜生长。味甘，性寒。归肺、胃经。具有清热生津、止呕、除烦的功效。临床以鲜用效佳，称为芦根。本品功能清热利尿，可用治热淋涩痛、小便短赤，常配白茅根、车前子等同用。

白茅根为禾本科植物白茅的根茎。全国各地均产，但以华北地区较多。春、秋二季采挖，除去须根及膜质叶鞘，洗净，晒干，切段生用。味甘，性寒。归肺、胃、膀胱经。具有凉血止血、清热利尿、清肺胃热的作用。本品能清热利尿，而达利水消肿、利尿通淋、利湿退黄之效。如《肘后方》治热淋，《医学衷中参西录》治水肿、小便不利，均单用本品煎服，也可与其他清热利尿药同用。

白茅根、芦根均能清肺胃热而利尿，白茅根偏入血分，以凉血止血见长，而芦根偏入气分，以清热生津为优。二者相伍，可清热、滋阴、利尿，通利而不伤正，滋阴而不敛邪。对于改善口渴、口干、舌苔黄腻、小便闭塞不通的症状效果明显，并且二者价廉，口味甘甜，较易得到，可普遍使用。

八、双粉通窍利尿散——利尿消肿小溲畅

生南瓜子粉20克，琥珀粉3克，每晚临卧用开水冲红糖送服。

功效：利尿消肿，清热排脓。适用于前列腺增生小便排

出困难，甚则点滴不通者。

南瓜子为葫芦科植物南瓜的种子。夏秋间收集成熟种子，除去瓤膜，晒干。通常用于治疗肠道寄生虫。实验研究发现，该药可以使尿流速率、残余尿量、排尿时间、排尿次数等改善。

南瓜子在欧洲及世界各国应用于医药中治疗前列腺肥大已有悠久的历史，在《本草纲目》以及德国药典中均有相关记载。

南瓜子对前列腺产生作用的主要成分为南瓜子素，具有促进微循环、增加血管弹性、恢复柔软度的作用。南瓜子素能刺激前列腺细胞产生睾酮及游离睾酮，睾酮及游离睾酮的增加能减少双氢睾酮分泌，抑制前列腺增生。

琥珀为古代松科植物（如枫树、松树）的树脂埋藏地下经年久转化而成的化石样物质。主产于广西、云南、河南、辽宁等地。随时可采，从地下或煤层中挖出后，除去砂石、泥土等杂质，用时捣碎，研成细粉用。味甘，性平。归心、肝、膀胱经。具有镇惊安神、活血散瘀、利尿通淋的作用。可用治淋证、尿频、尿痛及癃闭小便不利之证，单用有效，如《仁斋直指方》单用琥珀为散，灯心汤送服。治石淋、热淋，可与金钱草、海金沙、木通等利尿通淋药同用。

琥珀与南瓜子同用，琥珀为治标之药，起效速；南瓜子为治本之物，起效较慢，功效长久。二者相伍，标本兼治。

一、菊花苡仁粥——清热除湿防外感

原料：枇杷叶9克，菊花6克，薏苡仁30克，大米50克。

做法：将前2味药加水3碗煎至2碗，去渣取汁，加入薏苡仁、大米和适量水，煮粥服用。

功效：清热解毒，化痰止咳，除湿软坚。枇杷叶开肺平喘，宣降肺气；菊花清热解毒，清利头目；薏苡仁健脾祛湿，利水消肿，清热排脓。本食疗方适用于前列腺增生遇感冒，排尿不畅加重者。

二、素炒丝瓜——清热利湿经络畅

原料：丝瓜250克，食用油25克，酱油2小匙，盐少许。

做法：将丝瓜去皮，洗净，切片。油少许，烧至六成热，倒入丝瓜煸炒，待丝瓜熟时加食盐少许即可。

功效：清热利湿，通经活络。丝瓜药用价值很高，全身均可入药，味甘、性凉，具有清热化痰、凉血解毒、解暑除烦、通经活络等功效。李时珍在《本草纲目》中详细记载其有凉血解热毒、活血脉、通经络、祛痰、除热利及下乳汁等妙用。现代科学研究证实，丝瓜中富含对人体有益的蛋白质、B

族维生素、维生素 C 及多种微量元素。经常食用丝瓜，对前列腺增生引起的尿频、尿急、会阴及小腹胀痛有良好效果。丝瓜性寒滑，多食易导致腹泻，不可生食，体虚内寒、腹泻者不宜多食。

三、蒲公英粥——清热解毒湿邪痊

材料：干蒲公英 60 克（或鲜品 90 克），粳米 100 克。

做法：取蒲公英带根的全草，洗净、切碎，煎取药汁去渣，药汁入粳米同煮成粥。

功效：清热解毒，利尿消肿。蒲公英具有清热解毒、消肿散结、利尿等功效。现代研究发现，蒲公英含有蒲公英醇、蒲公英素、有机酸、维生素、胡萝卜素等多种健康营养活性成分，此外对金黄色葡萄球菌、溶血性链球菌、肺炎链球菌、铜绿假单胞菌及痢疾杆菌有杀灭作用，对结核杆菌、某些真菌和病毒有抑制作用。因此，对于前列腺增生合并前列腺炎、尿道炎的患者出现小便黄赤、尿道灼热、阴囊潮湿等症状尤为适合。

四、车前草蘸酱——清热明目助瘪爽

原料：新鲜车前草嫩叶 250 克，豆瓣酱适量。

做法：新鲜的车前草嫩叶洗净，放入沸水中煮 15 分钟出锅，放入凉水中再清洗一下，用手拧干，蘸酱吃。

功效：清热化湿，利尿通淋。车前草味甘、性寒，具有利水、清热、明目等功效，用于小便不通、淋浊、尿血、热痢泄泻、目赤肿痛等症。《神农本草经》称车前草："主气癃，止痛，利水道小便，除湿痹。"前列腺增生合并尿路感染出现尿道灼热刺痛及尿血者可用此法。

五、马齿苋肉丝汤——清热解毒热淋安

原料：猪瘦肉150克，鲜马齿苋250克，大蒜2瓣，食用油25克，酱油2汤匙，食盐2小匙，淀粉适量。

做法：将猪肉洗净，切丝，用酱油、淀粉腌渍。鲜马齿苋洗净，掐断；大蒜洗净捣成茸。锅内放油，烧热，爆香大蒜茸，加适量清水，下马齿苋煮至六成熟；加肉丝煮熟，加入适量食盐调味。

功效：清热解毒，利尿通淋。马齿苋作为一种野菜，中国老百姓食用已久，风味独特。马齿苋含有氨基酸、胡萝卜素、维生素C、烟酸、钙、铁等营养成分。现代医学研究发现，马齿苋对大肠杆菌、痢疾杆菌等有较强抑制作用。马齿苋清利湿热，配合猪肉补肾养血，清补兼施，对前列腺增生尿频、尿急明显及合并前列腺炎者适宜。

六、赤豆蒸鲤鱼——清热利湿囊湿干

原料：鲤鱼1条（重约1000克），赤小豆100克，陈皮10克，砂仁10克，食盐6克，葱10克，姜10克，鸡汤500克，味精、胡椒粉适量。

做法：砂仁去皮，陈皮切丝，赤小豆洗净。鲤鱼去鳞，除去内脏及两侧细筋，洗净。将砂仁、陈皮塞入鱼腹，再将鱼放入大碗内，加赤小豆、调料及鸡汤，蒸 1～1.5 小时。熟后拣出葱、姜、砂仁、陈皮、赤小豆，即可食用。

功效：清热化湿，健脾利水。鲤鱼味甘、性平，具有补脾健胃、利水消肿、通乳、清热解毒等功效。《本草纲目》记载："鲤，其功长于利小便，故能消肿胀、脚气、喘嗽、湿热之病。"鲤鱼能为人体提供必需的氨基酸、矿物质，其含的不饱和脂肪酸，能降低胆固醇，可预防动脉硬化、冠心病。赤小豆具有健脾利湿、利水消肿、解毒排脓功效，可用于水肿胀满、脚气浮肿、黄疸尿赤、风湿热痹、痈肿疮毒等。前列腺增生尿频、尿急、阴囊潮湿明显者可以应用。

七、马齿苋草鱼汤——清热祛湿水道敞

原料：马齿苋 150 克，草鱼 300 克，蒜片 5 克，姜片 10 克，植物油 20 克，盐 5 克。

做法：将处理过的草鱼洗净，抹干水，加入少许精盐腌 15 分钟；将马齿苋去根，摘去老叶，切取嫩的部分，清水洗净后沥干水；烧热锅，放入植物油，油热后放入鱼，煎至两面金黄时捞出；另起锅放油烧热后，放入蒜片爆香，加入适量清水，大火烧开后放入草鱼，大火煮约 5 分钟，再倒入马齿苋、姜片，转小火炖煮 10 分钟后，加盐调味即成。

功效：清热祛湿，利尿通淋。马齿苋具有清热解毒、利尿通淋的功效，草鱼祛风暖胃和中，与马齿苋合用，可清热祛湿、和中利水，对前列腺增生尿频、尿热、血尿者效果较好。

八、薏米赤小豆粥——清热排脓湿毒光

原料：薏苡仁 100 克，赤小豆 50 克。

做法：将原料洗净泡 2 小时；把材料倒进电饭锅煮开；煮开后继续煲 2 小时。

功效：清热利湿，解毒利水。赤小豆味甘酸、性平，可利水消肿，解毒排脓。赤小豆具有利尿通淋、除湿退黄的功效，应用历史悠久，成方较多，如《圣济总录》中赤小豆汤、《伤寒论》中麻黄连翘赤小豆汤、《圣惠方》中赤小豆散等。薏苡仁健脾除湿、利水消肿、清热排脓。二者合用，明显提高了清热利湿、利水的功效，对前列腺增生而小便短涩频数、尿灼热浑浊等湿热下注者，有较好疗效。

九、鱼腥草炒肉丝——清热解毒五淋藏

原料：猪肉 200 克，鱼腥草 100 克，精盐、味精、姜丝、湿淀粉、猪油、鲜汤各适量。

做法：将猪肉洗干净切丝，放碗内加盐、湿淀粉拌匀。鱼腥草去杂质洗净切段；盐、味精、湿淀粉、鲜汤兑成汁；放油锅烧至六成热，下肉丝炒散，放鱼腥草炒几下，烹入兑好的汁，翻炒几下起锅装盘即成。

功效：清热解毒，利尿通淋。鱼腥草味辛、性微寒，入药具有清热解毒、消痈排脓、利尿通淋的作用。《分类草药性》

记载鱼腥草："治五淋,消水肿。"猪肉补肾养血,配合鱼腥草可清热利湿、解毒利水,对患前列腺增生、尿热痛、小腹胀痛等湿热下注、热毒较重者有良效。

十、荠菜鸡蛋汤——清热祛湿止血强

原料:新鲜荠菜 240 克,鸡蛋 2 个,盐、味精各适量。

做法:荠菜洗净放砂锅中,加适量清水,煮一段时间;打入鸡蛋,加盐、味精适量后即可。

功效:清热祛湿,利水止血。荠菜乃是野菜中的上品,俗话说"三月三,荠菜赛金丹",荠菜在吃时自带一种清香。荠菜味甘淡、性微寒,具有清热凉血、止血、除湿利水、明目等功效,可用于治疗痢疾、水肿、淋病、乳糜尿、吐血、便血、目赤肿痛等症。荠菜含草酸、酒石酸等有机酸,多种必需氨基酸,多种维生素及微量元素,具有止血、降血压、消炎抗菌、抗病毒、抗癌等作用。鸡蛋可养心安神、补血、滋阴润燥。二者合用,不但味道鲜美,而且可清热祛湿、利水止血。对前列腺增生小便短涩、尿道灼痛明显或伴血尿、小腹胀满患者疗效较好。

十一、鲤鱼头粥——清利散瘀身体康

原料:冬瓜 100 克,鲤鱼头 1 个,粳米 100 克,食盐适量。

做法:将鱼头洗净去鳃,冬瓜洗净切块备用。将鱼头、冬瓜及粳米放入砂锅，煮沸后，改文火煲 1 小时，加入食盐调味即可。

功效：利小便，散瘀结。鲤鱼富含蛋白质，可以供给人体必需的氨基酸、维生素及矿物质，具有清热利尿作用。冬瓜具有清热利水解毒作用。整个药膳营养及药用价值很高，对于前列腺增生排尿艰涩难下、尿线细、尿有分叉，不失为一道佳品。

第七篇

化痰篇

痰，既是病理产物，又是致病因子，它"随气升降，无处不到"，这就是所谓的"百病皆由痰作祟"。痰邪致病，病症甚多：如痰阻于肺，则表现为咳嗽，痰多；痰蒙心窍，则表现为昏厥、癫痫；痰蒙清阳、头目，则表现为眩晕；痰扰心神，则睡眠不安；痰阻经络，则表现为肢体麻木，半身不遂，口眼㖞斜；痰火互结于颈部，则多表现为瘿瘤（相当于甲状腺肿）；痰凝肌肉，则出现阴疽流注（相当于结核病引起的窦道、瘘管）等。对于前列腺增生，后期也会表现出痰凝气阻、痰瘀相互交结征象。因此，化痰法也是前列腺增生常用治法之一。

前列腺增生痰凝气阻、痰瘀互结表现为小便排出不畅，甚则小便不通。体检发现前列腺Ⅲ度、Ⅳ度增生，可触及前列腺良性结节，前列腺触诊多有压痛。

前列腺增生运用化痰法常用配伍如下。

1. 常配伍理气药　痰易阻滞气机，"气滞则痰凝，气行则痰消"，故常配理气药同用，以加强化痰之功。

2. 常配伍健脾药　"脾为生痰之源"，脾虚则津液不归正化而聚湿生痰，故常配健脾燥湿药同用，以标本兼顾。

3. 常配伍清利药　痰多由水湿结聚，久而凝聚成痰，痰湿常相聚为患，故通过利水，则可杜绝生痰之源。而前列腺增生患者多有小便不通，湿浊久聚不化，而成痰阻。

4. 常配伍活血药　痰湿久结多阻碍血的运行而局部形成痰瘀交结，故化痰药与活血药常相互配伍。

化痰法治疗前列腺增生常用的药物有贝母、海藻、昆布、陈皮、青皮、茯苓、泽泻、半夏、厚朴、牡蛎等。需要指出的是，某些温燥之性强烈的刺激性化痰药，凡见痰中带血等有出血倾向者，宜慎用。

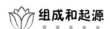

第一讲
经典方剂

一、海藻玉壶汤——痰瘀互结增生轻

组成和起源

海藻玉壶汤

海藻、贝母、陈皮、昆布、青皮、川芎、当归、连翘、制半夏、甘草节、独活各3克，海带1.5克。

本方出自明代外科医家陈实功的《外科正宗》。陈实功乃是"正宗派"之鼻祖，《外科正宗》内容丰富，条理清晰，体现了明代以前外科学的主要成就，被后世医家评价为"列证最详，论治最精"，对中医外科学的发展影响较大。玉壶即玉制之壶，唐·王昌龄《芙蓉楼送辛渐》云："洛阳亲友如相问，一片冰心在玉壶"；南宋鲍照诗云："直如朱丝绳，清如玉壶冰"，在此喻其高洁。本方以海藻为主药，配合诸药可使瘿瘤得消，功效之高，犹如玉制之壶可贵，故名海藻玉壶汤。

巧妙配伍

方中海藻、海带、昆布为主药，其味咸、性寒，归肝、肾经，善于化痰软坚散结；半夏、贝母助君药化痰散结，以助主药之力；青皮、陈皮行气散结，当归、川芎活血散结，连翘解毒散结，独活疏风散结，甘草一来调和诸药，二来与海藻属"十八反"用药配伍，取其相反相激、化痰软坚祛邪之意。整方化痰行气，活血软坚散结，用于治疗气、血、痰郁结局部产生的结块、增生为主要临床特征的外科疾病。海藻玉壶汤是中医为治疗瘿病而设的，具有化痰散结、开瘀之功用。前列腺增生和甲状腺增生同为腺体增生。临床经过适当化裁对痰瘀阻滞型前列腺增生有良好效果。

✿ 关于海藻与甘草同用

海藻与甘草配伍同用是传统中医"十八反"中反药药对之一，属中药的配伍禁忌。如宋代王怀隐《太平圣惠方》记载："……甘草反大戟、芫花、甘遂、海藻……"。但古今对此均存异议，有人认为伍用海藻与甘草其毒性并无增加，甚至于还能起到相反相成的作用。比如李时珍的《本草纲目》虽亦载甘草反海藻，但李时珍对此却有自己的见解："按东垣李氏，治瘿病。散肿溃坚汤，海藻、甘草两用之。盖以坚积之病，非平和之药所能取捷，必令反夺以成功也"。就所查阅的含"海藻、甘草"配伍的海藻玉壶汤随证加减治疗临床疾病的文献报道中，均未出现不良反应，这或许说明"甘草、海藻"在海藻玉壶汤中多味药物配伍的条件下也是可以使用的，而并非绝对不能使用。

甘草反海藻是有其局限性、有条件的。现代研究表明，甘草中的甘草皂素，能使海藻中不溶于水的钙性物质溶解于水，从而发挥药效。随着近几十年临床应用文献资料的逐渐增多，伍用藻草者屡见不鲜，其中海藻玉壶汤被广泛运用于临床各科，随证加减治疗多种疾病。因此，海藻配甘草不是配伍的绝对禁忌，临床可搭配应用，随证加减。有学者经过实验研究发现，只要甘草的用量不超过海藻，那么就没有什么明显的毒性，这一点可供大家参考。本套系列丛书主编沈医生将海藻与甘草广泛应用于各种增生性疾病，如腺瘤、息肉、囊肿、脂肪瘤以及各种恶性肿瘤，迄今未见任何不良反应。

前列腺增生与甲状腺增生

前列腺增生与甲状腺增生都为腺体增生，有关海藻玉壶汤的原文中特地交代了"量病上下，食前后服之"，说明陈实功已经认识到海藻玉壶汤不仅可以治疗病位在上的腺体增生，也可以治疗病位在下的腺体增生。所以，本方在临床中既可用来治疗甲状腺增生，也可用来治疗前列腺增生。

适用人群

海藻玉壶汤是个很好的化痰的方子，对前列腺增生痰湿阻滞于下焦的患者较适合，主要表现为小便癃闭不通，淋漓不尽，舌淡红，苔白腻，脉弦滑。前列腺触诊：多可触及前列腺硬结，部分可有压痛，前列腺Ⅱ度至Ⅲ度肿大。

加减变化

徐福松教授将海藻玉壶汤应用于男科，将其化裁为二海地黄汤。二海地黄汤由下列药物组成：生地黄、熟地黄、山茱萸、茯苓、怀牛膝、泽泻各10克，海藻、昆布各12克，牡丹皮、丹参各10克，荔枝草、车前草、碧玉散各15克，川续断

10克。

二海地黄汤用以治疗阴虚火旺、痰瘀互结所致的前列腺增生。其临床表现为平时小便频数，淋漓不尽，经久不愈。发病时突然小便不通，或白天排尿呈点滴状，夜间出现尿潴留，膀胱区胀满膨隆，伴头晕耳鸣，口干便秘，舌红少苔，脉细而数。肛门指检前列腺增大多为Ⅰ度至Ⅱ度，质偏硬，有结节感，中央沟变浅或消失。

🪷 验案

华某，男，72岁，干部。2008年6月10日初诊。患者有高血压、糖尿病10余年，服用降压药及降血糖药维持。自6年前因排尿费力，滴沥不畅，他院诊断为前列腺增生，服用盐酸坦索罗辛缓释胶囊（哈乐）、非那雄胺片（保列治），症状时发时止。刻下：排尿无力，尿少尿频，尿后尿道灼热感明显，伴腰膝酸软、心烦失眠、夜间口干、大便不畅，舌红少苔，脉细带数。直肠指检：前列腺Ⅱ度增大，质地较硬，节结感明显，中央沟消失。尿常规正常。最大尿流率为13毫升/秒。彩色B超示膀胱残余尿量40毫升。证属：肝肾阴虚，痰浊阻滞。治以补益肝肾，软坚散结。方选二海地黄汤加减。药用：海藻15克，昆布20克，三棱10克，莪术10克，煅乌贼骨（先煎）30克，生地黄15克，牡丹皮10克，知母10克，天花粉15克，川续断10克，怀牛膝15克，荔枝草15克。服14剂后，尿渐通畅，灼热感减轻。继服前方10剂，以巩固疗效。

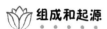

注意事项

海藻玉壶汤是以清热化痰为主的方子，首先，对于阳虚体弱者不可使用；其次，里面有海带、昆布，对于甲状腺功能亢进的患者，需要谨慎服用；最后，目前临床应用较多的是用海藻玉壶汤的变方，原方是治疗瘿瘤的方子，就是传统的地方性甲状腺肿，现代医家治疗前列腺增生需在原方基础上增加活血和引药下行的药物。

二、消瘰丸——消痰破瘀小溲清

组成和起源

消瘰丸

牡蛎（煅）300 克，生黄芪 120 克，三棱 60 克，莪术 60 克，朱血竭 30 克，生乳香 30 克，生没药 30 克，龙胆草 60 克，玄参 90 克，浙贝母 60 克。

古法：上药十味，共为细末，做成梧桐子大小蜜丸。每服三钱（9 克），用海带五钱（15 克），洗净切丝，煎汤送下，每日服用。

现代方法：上方可按比例酌减，水煎服。

消瘰丸出自清代著名医家张锡纯的《医学衷中参西录》。张锡纯，字寿甫，祖籍山东诸城，河北省盐山县人，中西医汇通学派的代表人物之一，近现代中国中医学界的泰斗。1916年在沈阳创办我国第一家中医医院——立达中医院。1928 年定居天津，后创办国医函授学校。由于张锡纯有高明的医术和特殊的地位，所以医名显赫。1930 年他在天津创办国医函授学校，培养了不少中医人才。《医学衷中参西录》全书逾百万言，学者多感百读不厌，关键在于其内容多为生动详细的实践记录和总结，而绝少凭空臆断。其中张锡纯自拟方约 200 首，古人成方或民间验方亦约 200 首，重要医论百余处，涉及中西医基础和临床大部分内容，几乎无一方、一药、一法、一论不结合临床治验进行说明。重要方法所附医案多达数十例，重要论点在几十年临证和著述中反复探讨，反复印证，不断深化。因此，张锡纯被尊称为"医学实验派大师"。消瘰丸便是其中一个验方。

巧妙配伍

本方由程钟龄《医学心悟》中的消瘰丸加减而成，程氏消瘰丸由生牡蛎、大贝母、玄参组成。程氏消瘰丸的主要功效为滋阴清热、化痰散结，用于阴虚热结致痰火所致瘿瘤。而张锡纯在此基础上加三棱、莪术增强活血散瘀之力，黄芪益气使活血利气而不耗气，张氏认为三棱、莪术既善破血，又善调气。又佐以血竭、乳香、没药，以通气活血，使气血运行毫无障碍，瘰疬自易消散。之后又怕肝胆之火炽盛，加龙胆草以泻肝胆实火。

适用人群

本方本用来治疗颈部甲状腺肿，后又发挥用来治疗慢性附睾炎，现此方用来治疗前列腺增生Ⅲ度至Ⅳ度的老年患者，痰瘀阻滞后期，临床表现为：小便不通，前列腺 B 超显示前列腺中、重度增生，前列腺局部良性硬结增生，舌淡紫，苔薄腻，脉弦涩。

🪷 验案

宋某，男，67 岁，2003 年 6 月 20 日初诊。诉排尿费力，淋漓不尽 2 年余，伴见乏力、纳呆、口苦。曾服用普乐安片（前列康）及抗生素治疗效不佳。舌质淡黯，舌下脉络增粗，苔黄腻，脉弦涩而沉。B 超示：前列腺增生，大小 5.3 厘米 ×4.2 厘米 ×3.5 厘米。患者体态肥胖，嗜食烟酒。此乃痰湿之体，痰热内生，循经入络，日久由痰及血，痰、瘀、血互结，影响膀胱气化，阻滞水道而成。治以清热通淋，消痰散结，佐以益气行瘀。方用消瘰丸加味：玄参、牛膝各 15 克，浙贝母、桃仁各 12 克，牡蛎、红藤各 30 克，水蛭、甘草、木通各 6 克，黄芪 25 克，黄柏 9 克。水煎服 7 剂后，小便较前通畅，精神好，纳食增加。因天气炎热，照上方减水蛭量至 3 克，制成丸剂，每服 6 克，日 3 次。同时戒烟酒，忌肥甘厚味。半年而愈。

🪷 注意事项

消瘰丸是个活血化痰的方子，但是其组方偏寒凉，对于阳虚痰凝的患者不适合。消瘰丸消的作用强，而对于体虚的患者不建议服用。

三、阳和汤——阳虚痰凝用之灵

组成和起源

阳和汤

熟地黄 30 克，肉桂（去皮，研粉）3 克，白芥子（炒、研）6 克，姜炭 2 克，生甘草 3 克，麻黄 2 克，鹿角胶 9 克。

阳和汤出自清代外科名医王维德的《外科症治全生集》。王维德乃是外科"全生派"的鼻祖。阳和汤原用来治疗治阳虚寒凝而成之流注、阴疽、脱疽、鹤膝风、石疽、贴骨疽等疾病，现在临床用于治疗骨结核、慢性骨髓炎、骨膜炎、慢性淋巴结炎、类风湿性关节炎、无菌性肌内深部脓肿、坐骨神经炎、血栓闭塞性脉管炎、慢性支气管炎、慢性支气管哮喘、腹膜结核、女性乳腺小叶增生、痛经等证属阳虚寒凝者。

巧妙配伍

方中重用熟地黄温补营血，填精补髓；鹿角胶温肾阳，益精血。二药合用，温阳补血，共为君药。肉桂、姜炭药性辛热，均入血分，温阳散寒，温通血脉，为臣药。白芥子辛温，可达皮里膜外，温化寒痰，通络散结；少量麻黄，辛温达卫，宣通毛窍，开肌腠，散寒凝，为佐药。方中鹿角胶、熟地黄得姜炭、肉桂、白芥子、麻黄之宣通，则补而不滞；麻黄、白芥子、姜炭、肉桂得熟地黄、鹿角胶之滋补，则温散而不伤正。生甘草为使，解毒而调诸药。综观本方，温阳与补血并用，祛痰与通络相伍，可使阳虚得补，营血得充，寒凝痰滞得除，治疗阴疽犹如春日温暖和煦之气，普照大地，驱散阴霾，而布阳和，故以"阳和汤"名之。

适用人群

前面的海藻玉壶汤是治疗阴虚火旺所致痰热瘀阻于下焦的方子，消瘰丸是治疗痰瘀阻滞所导致的前列腺炎的方子，而阳和汤是治疗阳虚痰凝型前列腺增生的常用方。所以，对于前列腺增生伴有阳虚症状，如气短乏力、四肢不温、舌暗或紫、苔白腻的患者都可以用。

注意事项

这个方子温阳力量很强，对于前列腺增生阴虚火旺、湿热下注型不适合使用。

验案

李某，男，71岁，2008年3月15日初诊。主诉排尿不畅、夜尿频18年，加重1周。既往诊断为良性前列腺增生，服用非那雄胺及特拉唑嗪。近1周来排尿困难。B超示前列腺增生5.8厘米×6.6厘米×6.8厘米，残余尿量85毫升。尿常规正常。肛门指诊：前列腺增大Ⅲ度，质硬，中央沟消失。最大尿流率为9毫升/秒。舌质淡，边有紫斑，苔薄白，脉沉细，予阳和汤加味治疗：熟地黄30克、肉桂3克、麻黄2克、白芥子6克、炮姜炭2克、鹿角胶（烊化）10克、穿山甲10克、甘草6克、王不留行15克、黄芪30克，水煎服，每日1剂。6剂后排尿较畅，尿频减轻。继续治疗4个疗程后排尿正常，肛门指诊前列腺缩小变软，B超示前列腺缩至5厘米×5.3厘米×5.6厘米，复查最大尿流率为14毫升/秒。1年后随访未见复发。

四、枇杷开肺饮——提壶揭盖痰水泯

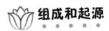 **组成和起源**

枇杷开肺饮

枇杷叶10克，杏仁10克，桔梗6克，车前子10克，泽泻10克，猪苓10克。

枇杷开肺饮是江苏省著名男科专家徐福松教授治疗前列腺增生的经验方，首载于《实用中医泌尿生殖病学》中。

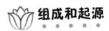 **巧妙配伍**

徐福松教授认为，前列腺增生肺气不宣，缘由感冒风寒，肺失肃降，不能通调水道，下输膀胱，及所谓"上窍不通，则下窍不利"。此乃肺热壅盛、膀胱不利，治宜开上启下。方中枇杷叶清肺化痰、降气止咳为君药，桔梗宣肺化痰，以开肺气，杏仁降气化痰，与桔梗相配伍调畅肺的气机，并助君药化痰理气，以顺肺气。泽泻、猪苓、车前子利尿通淋，湿去则痰无以生。全方化肺之痰，调肺之气，利肾之浊，通调水道气机。提壶揭盖的治法也贯穿其中。

🪷 适用人群

前列腺增生症见小便涓滴不通，或点滴不爽，茎中作痛，咳嗽气喘或发热头痛，口渴喜饮，或有面目浮肿，舌红苔白或薄黄，脉沉数。

🪷 验案

王某，男，70岁，1996年5月20日初诊。有前列腺增生病史8年，平素排尿不畅、排尿等待、排尿费力明显。近日感受风寒后诸症加重，至就诊前2小时小便不通。就诊时见：患者小便不能自解，下腹部胀满感明显，发热，微感怕冷，咳嗽气喘，舌红苔黄微腻，脉弦数。此乃肺气不宣，失于肃降，不能通调水道所致。根据"急则治其标，缓则治其本"的治疗原则，予保留导尿处理。中药治则开上涤下，予枇杷开肺饮加减治疗。处方：生枇杷叶10克，杏仁10克，桔梗3克，海金沙（包煎）10克，蚕沙（包煎）10克，车前子（包煎）10克，泽泻10克，猪苓10克，小通草10克。予3剂口服，自觉症状明显好转。续服至5日，拔除导尿管，排尿尚通畅。1周之后康复出院，可自行排尿，无发热怕冷、咳喘症状。出院后中药继续调理，排尿顺畅。

五、指迷茯苓丸——夏苓枳硝痰湿宁

组成和起源

指迷茯苓丸

姜制半夏200克，茯苓100克，枳壳（麸炒）50克，芒硝25克。用水泛丸。口服，1次9克，1日2次。

指迷茯苓丸出自《医门法律》，乃清初名医喻昌所著。本方具有燥湿导痰、行气散结之功。原方治疗痰饮停滞中脘，臂痛难举，或肩背酸痛，脉沉细，及产后喘咳、四肢浮肿。

巧妙配伍

方中以半夏燥湿化痰为君，茯苓健脾渗湿化痰为臣，两者合用，既消已成之痰，又杜生痰之源。且取茯苓渗运水湿，导水湿从前阴而去。佐以枳壳理气宽中，使痰随气行，气顺则痰消；风化朴硝软坚润燥，导痰浊从大便而出。用姜汁糊为丸，非但取其制半夏之毒，且可化痰散饮。诸药配伍，则燥湿化痰之力较强，对于痰停中脘之证效果颇佳。

适用人群

指迷茯苓丸是治疗顽痰痼疾的好方。不论何疾，凡痰气凝结者，用之皆有良效。部分前列腺增生患者症状颇多，久治不愈，生活质量大打折扣。对于这类患者，伴有痰饮停滞胃中，不欲饮食、喜咳唾痰涎者，不妨应用本方。

注意事项

应用时当注意以下几点。①药量：原方药物用量很有讲究，风化硝、枳壳、茯苓、半夏分别以 2 倍数递增。我们临床上常用药量为：风化硝 3 克（冲服）、枳壳 6 克，茯苓 12 克，姜制半夏 20 克，生姜 10 克。水煎服，每日 1 剂。②毒性反应：半夏有毒，且用量是常规剂量的数倍，故应谨慎使用。笔者的经验是：用炮制良好的姜制半夏，且处方上必须注明"先煎至不麻口为度"，年老体弱者应小剂量开始，逐渐加量。如是用之，从未见毒性反应；再，本方偏于温燥，阴虚有热者不宜，或加减用之。③本方纯属祛邪之剂，且无明显寒热偏颇，故临床应用时可随证加减，如气虚者加党参、白术；阴虚者加麦冬、生地黄；久服而津伤化燥者加玉竹、沙参；阳虚者加鹿角片；寒者加干姜、肉桂；热者加黄芩、栀子；气滞甚者加厚朴、木香；兼瘀者，轻则加桃仁、红花，重则加三棱、莪术。④本方所治之病多属痼疾顽症，非一朝一夕能收功，故只要辨证准确，应坚持服用，直至病愈。

第二讲
特色中成药

一、茴香橘核丸——下焦寒痰用之明

药物组成：小茴香、八角茴香、橘核、荔枝核、补骨脂、肉桂、川楝子、延胡索、莪术、香附、昆布、穿山甲。

功效主治：散寒行气，消肿止痛。用于寒凝气滞、痰凝下焦型前列腺增生。前列腺增生伴有睾丸坠胀疼痛、会阴胀痛不适可使用本药。此外，本药对慢性前列腺炎也有良好的治疗作用，可单纯应用于慢性前列腺炎。

用法用量：1次6~9克，每日2次。

注意事项：阳气亏虚、小便失禁的患者忌用。

二、夏枯草片——化痰散结郁火清

药物组成：夏枯草。

功效主治：清火化痰，散结消肿。用于火热内蕴所致的前列腺增生，患者可伴尿道灼热，甚至刺痛感，体检可发现前列腺结节。此外，本方还可以治疗甲状腺肿大、淋巴结结核等疾病，前列腺增生合并这些疾病也是夏枯草片的适应证。

用法用量：1次6片，每日2次。

注意事项：阳虚痰凝的患者忌用。

第三讲
单方验方

一、海藻——化痰抗栓又抗凝

海藻主产于浙江、福建、辽宁、广东、山东等地，分为大叶海藻和小叶海藻。味咸，性寒。归肝、胃、肾经。具有消痰软坚、利水消肿的功效。

《本草纲目》《本草经集注》《海药本草》《本草拾遗》等都有用海藻治疗各种疾病的记载。海藻也是印度尼西亚及其他东南亚国家的传统药材，用于退热、治咳以及治疗气喘、痔疮、流鼻涕、肠胃不适、泌尿系统疾病等。日本人喜欢食用海藻，以增强身体抗肿瘤的能力，且可有效改善糖尿病症状，并缓解精神压力。

海藻本来是治疗甲状腺肿大的专药，对治疗前列腺增生效果也颇佳，特别适用于前列腺增生伴有前列腺炎的患者。前列腺增生患者尿路受阻，容易并发前列腺炎症及尿道炎，而海藻经现代研究证实不仅有抗凝血、抗血栓、降低血液黏度及改善微循环的作用，还具有抑菌、抗病毒的作用。这也从微观角度为应用

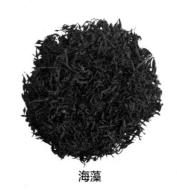

海藻

海藻治疗前列腺增生提供了依据。

制作方法：海藻 100 克，清水 300 毫升，煎汤代水，饮用。

注意事项：脾胃虚寒者忌食用。

二、半夏——化痰散结外治行

半夏为天南星科植物，全国各地均有采收。味辛，性温，有毒。归脾、胃、肺经。功效：内服，燥湿化痰、降逆止呕、消痞散结；外用，消肿止痛。

半夏有毒，一般入药需要经过炮制。其中，姜半夏长于降逆止呕；法半夏长于燥湿且温性较弱；半夏曲则有化痰消食之功；竹沥半夏，能清化热痰，主治热痰、风痰之证。提起半夏，有两段不得不讲的故事。

清末张锡纯是一位善于使用半夏的名医。曾经有一个英国人患病，表现为呕吐不止，当时请了日本、美国的不少西医来看，都束手无策，而且断定患者是必死无疑。后来患者辗转找到了张锡纯，经过仔细的诊查分析，张锡纯用了自制的半夏，加上茯苓与生姜两味药，吃了两剂效果就很明显，呕吐就好多了，又过了几天呕吐竟然消失，患者病体复原了！这让那些断言病患不久于人间的西洋大夫们赞叹不已。后来有好事者作了一首诗，称赞张锡纯，说的是：

张氏半夏起沉疴，洋人个个称贺声。

止吐赛过爱茂尔，温寒热风各痰平。

巧治急性乳腺炎，乙醇浸泡解牙疼。

炮制太过效果差，阳潜入阴眠自宁。

关于生姜与半夏同用还有一则有趣的故事。

唐宋八大家之一苏东坡，一次与友人姜至之在一起饮酒谈诗。酒到酣处，姜至之乘兴提议打药名行酒令，苏东坡一代文豪，自然不惧，就让姜至之先来。姜至之指着苏东坡说：你就是一味中药，苏东坡愣了一下：为什么？姜至之说："子苏子"（谐音"紫苏子"，紫苏的干燥成熟果实，有降气消痰，平喘润肠的作用）。苏东坡一听，明白了，遂灵机一动，指着姜至之说，你也是一味中药啊！这时轮到姜至之糊涂了，看着好友茫然的神情，苏东坡也乐了："不是'半夏'，就是'厚朴'，何以用'姜至之'？"（谐音"姜制之"，中药"半夏"与"厚朴"在炮制加工的过程中，往往要用生姜，所谓以姜制之，正好谐音其友之名"姜至之"）

用法：半夏能化痰散结，由于半夏有毒，所以一般不作为单方内服。对于前列腺增生患者，内服多与其他化痰活血药物同用。半夏治疗前列腺增生主要为外治用法，半夏50克，加水200毫升，煎煮后坐浴，如有条件灌肠效果更佳。

注意事项：有毒，内服需在医师指导下根据患者情况炮制。

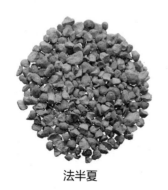

法半夏

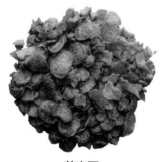

姜半夏

三、桔梗——化痰开肺水源清

桔梗为桔梗科植物桔梗的根，全国大部分地区均有。具有宣肺、祛痰、利咽、排脓等功效。桔梗为宣肺、升提肺气要药。主治咳嗽痰多，胸闷不畅。桔梗辛散苦泄，宣开肺气，祛痰，无论患者属于寒证或属于热证，皆可应用。桔梗还能利肺气以排壅肺之脓痰。

现代药理研究证实，桔梗具有祛痰、镇咳作用，有增强抗炎和免疫功能作用，有降血糖作用，有抑制胃酸分泌、防止溃疡作用。

前列腺增生感受风寒，见咳嗽咳痰，咽痛失音，或排尿梗阻症状加重，并发尿潴留的患者可服用。

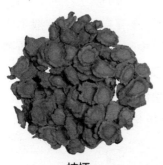

桔梗

制作方法：桔梗6克，水200毫升，煎煮致沸腾，饮水，每日3次。

注意事项：大剂量桔梗易导致呕吐，对于平素有反流性食管炎的患者忌用。

四、贝母——化痰散结腺体轻

贝母分为川贝母与浙贝母。川贝母主产于四川、云南、甘肃等地，具有清热化痰、润肺止咳、散结消肿作用。浙贝母主产于浙江象山，具有清热化痰、散结消痈作用。

川贝母、浙贝母功效基本相同，但前者以甘味为主，性偏于润，肺热燥咳、虚劳咳嗽用之为宜；后者以苦味为主，性偏于泄，风热犯肺或痰热郁肺之咳嗽用之为宜。至于清热散结之功，川贝母、浙贝母都有，但以浙贝母为胜。

川贝母临床药用价值大，但价格偏贵，平素咳嗽痰多、支气管炎的患者皆可食用，川贝母也就成为食疗中最常用的药材。浙贝母清热散结功效好，瘰疬、瘿瘤、乳痈疮毒、肺痈多选用。

前列腺增生的患者多为痰瘀阻滞，痰瘀结聚，瘀、热、痰互相交结，用浙贝母为优。前列腺增生合并有慢性肺系疾病患者建议予川贝母食疗。前列腺增生无肺系疾病患者可单用浙贝母煎煮饮水。

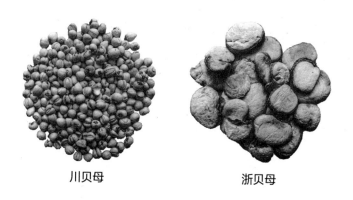

川贝母　　　　　　　　　浙贝母

五、夏枯草——痰凝火聚散结病

夏枯草为唇形科植物夏枯草的干燥果穗。辛、苦，寒。归肝、胆经。清热泻火，明目，散结消肿。本品苦寒主入肝经，善泻肝火以明目，用治肝火上炎，目赤肿痛。谈起夏枯草，还有一段故事。

从前，有一位秀才的母亲患了瘰疬，颈部肿胀明显，流脓水不止，久不收口。秀才也是特别的孝顺，遍请名医治疗，却不得其法，仍不能治好。一天，他遇上了一位卖药的土郎中。土郎中告诉他："我知道山上有一种草药，可以治好这个病。"秀才本不以为意，心想：那么多名医都治不好，你怎么能治好？但也不忍母亲长期受病患折磨，抱着试试看的态度将郎中请回家中。

郎中也不含糊，当天就上山采了一些有紫色花穗的野草回来，剪下花穗，煎药给秀才母亲吃。几天过去，秀才母亲流脓的地方封口了；又过了些日子，病竟全好了。秀才别提多高兴了，重重酬谢了郎中。郎中也在秀才家逗留多日，在言语交谈中，秀才也对医道产生了浓厚兴趣。

临走前，郎中与秀才成了挚友。郎中对秀才讲："我把这种治疗瘰疬的药传给你吧，这样以后再见到这种病，你也可以治了。"秀才自然万分欣喜。郎中便带着秀才上了山，指着一棵长圆形叶子、开紫花的野草对秀才说："这就是治瘰疬的药草，你要切记这药一过夏天就没有了。"秀才思虑片刻，说："那我给这种草药起个名儿，自然就不会忘记了。""那你起什么名字呢？""夏枯草。""好名好名！"从此之后，夏枯草便流传了下来。

由上可见，夏枯草原来是主要治疗瘿瘤的药物。现代医学研究表明，夏枯草具有明显的抗菌、消炎、减少腺体重量的作用。对于痰凝火聚的前列腺增生患者伴见尿道灼热、刺痛感，前列腺有结节，可以单用夏枯草。

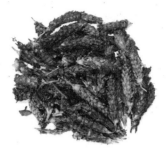

夏枯草

制作方法：夏枯草50克，清水500克，煎汤代饮。

注意事项：本药清热散结，不可以久服，体虚者尤其注意。

六、黄夏琥珀汤——化痰散瘀痛可定

原料：大黄、法半夏各10～15克，琥珀10克。

做法：取生大黄、法半夏，琥珀，前两药水煎200毫升，用100毫升冲服琥珀粉5克，1次服完，每日早、晚各服1次，1周为1个疗程。

适用患者：本方有化痰散瘀的功效。可用于前列腺增生患者腺体增生Ⅲ度至Ⅳ度，前列腺局部良性硬结增生，体质壮实，舌暗或紫，苔薄腻，脉弦涩。

注意事项：体虚者不可久服。

七、芪滑煎——补气化湿通窍赢

原料：生黄芪100克，滑石30克，琥珀粉3克。

做法：将前两药煎后取汁，再兑入琥珀粉，每日分2次空腹服用，7天为1个疗程。

适用患者：本方可大补元气，兼化痰利湿，通窍利尿。可用于前列腺增生患者素体体虚，小便不利，淋漓不尽，尿线细，尿路不畅，尿中断，舌淡白，苔根微黄腻，脉细滑。

八、荷叶橘皮饮——化痰利湿散瘀灵

原料：鲜荷叶 20 克，橘皮 15 克，蒲黄粉 10 克。

做法：将鲜荷叶、橘皮分别拣去杂质，洗净，鲜荷叶撕碎后与橘皮同入砂锅，加适量水，大火煮沸，改用小火煮 15 分钟，调入蒲黄粉，拌和均匀，继续用小火煮至沸即成。上、下午分服。

适用患者：本方具有化痰利湿、散瘀降脂的作用。适用于前列腺增生素体肥胖，高脂血症，痰湿体质，或兼有小腹坠胀不适的患者。

九、陈皮茯苓粉——化痰除湿陈薏苓

原料：陈皮 300 克，茯苓 450 克，薏苡仁 300 克。

做法：将陈皮、茯苓、薏苡仁分别拣去杂质，洗净，晒干或烘干，共研磨成细粉，装瓶，防潮，备用。1 次 15 克，每日 2 次，用温开水送服。

适用患者：本方具有健脾、化痰、除湿作用。适用于前列腺增生兼有平素胃口不佳、咳吐痰涎、阴囊潮湿的患者。

第四讲
食疗调护

一、赤豆鲤鱼汤——化痰除湿一身轻

原料：活鲤鱼1条（约800克），赤小豆50克，陈皮10克，辣椒6克，草果6克。

做法：将活鱼去鳞、内脏，将赤小豆、陈皮、辣椒、草果填入鱼腹，放入盆内，加适量料酒、生姜、葱段、胡椒，食盐少许，煮熟即成。

功效：健脾、除湿、化痰。用于前列腺增生痰湿体质伴有疲乏、食欲不振、腹胀腹泻、胸闷眩晕表现的患者。

二、白菜萝卜汤——化痰消食胃口行

原料：大白菜叶子2片，白萝卜、胡萝卜各80克，豆腐半块（约200克），盐、味精、香菜适量。

做法：将大白菜叶、白萝卜、胡萝卜与豆腐洗净，切成大小相仿的长条，在沸水中焯一下捞出待用，倒入清汤，把白萝卜、胡萝卜、豆腐一起放入锅中，大火煮开后加入大白菜，再次煮开，用盐、味精调味，最后撒上香菜末盛出即可。

功效：化痰，清热，消食。适用于前列腺增生兼有胃口不佳、饮食不消化、大便黏腻不爽的患者。

三、陈皮鲈鱼——化痰健脾温中灵

原料：鲈鱼 1 条，香菇 50 克，砂仁 6 克，陈皮 6 克，生姜少许。

做法：将鲈鱼洗净，去鳞、内脏，煎煮。将香菇、砂仁、生姜、陈皮剁碎加入，焖煮 30 分钟后可食。

功效：温中行气，化痰健脾。适用于前列腺增生兼有胃胀不适、消化不良、腹部隐痛、体虚偏寒的患者。

四、黄芪山药薏苡仁粥——化痰健脾兼养阴

原料：黄芪、山药、麦冬、薏苡仁、竹茹各 20 克，糖适量，粳米 50 克。

做法：先将山药切成小片，与黄芪、麦冬、山药一起泡透后，加入所有材料，加水用火煮沸后，再用小火熬成粥。

功效：益气养阴，健脾化痰，清心安神。适用于前列腺增生伴气虚乏力，阴囊潮湿明显者。

五、菖蒲薏苡仁粥——化痰祛湿解暑情

原料：石菖蒲 15 克，佛手 10 克，云茯苓 30 克，薏苡仁 60 克，大米 100 克，冰糖适量。

做法：薏苡仁、大米洗净，将浸泡好的石菖蒲、佛手、云茯苓入净布包起，煮粥，待熟后加入冰糖，拌匀即可食用。这也是一道平日可吃的保健粥。

功效：清热化痰，祛湿解暑。适用于前列腺增生患者夏日感受暑湿，或饮酒后排尿症状加重者。

六、化痰祛湿消暑汤——效如方名食之平

原料：白扁豆、赤小豆、生熟薏米、佛手、石菖蒲、莲子各等分适量，盐少许。

做法：将上述材料加入锅内，加开水 10 碗慢火煲约 2 小时，加瘦肉类煲亦宜，用盐调味食用。

功效：清热化痰，行气化湿。适用于前列腺增生患者兼有大便溏泻、阴囊潮湿，平素喜叹息，胁肋部胀痛不舒。

七、川贝雪梨汤——化痰通溺可养阴

原料：川贝母 10 克，雪梨 2 个，猪肺约 250 克。

做法：先将雪梨削去外皮，切成数块，猪肺切成片状，用手挤去泡沫，与川贝母一起放入砂锅内。加冰糖少许，清水适量，慢火熬煮 3 小时后服食。

功效：清热化痰，养阴生津。适用于前列腺增生感受风寒后症状加重，或兼有咳嗽不适者。这也是提壶揭盖常用食疗方法。

八、丹参川贝炖鸡——化痰止咳瘀滞隐

原料：川贝母 10 克，丹参 10 克，鸡肉 200 克，冬菇 20

克，黄酒 10 克，盐 5 克，葱 10 克，姜 5 克。

做法：将鸡肉洗净，切成 4 厘米见方块，冬菇润透，洗净，切成两瓣，丹参润透切 3 厘米长的段。姜拍松，葱切段。将鸡肉、丹参、川贝母、冬菇、黄酒、盐、姜、葱放入锅内，加上汤 400 毫升，用武火烧沸，文火煮 1 小时即成。

功效：化痰止咳，祛瘀通阳。适用于前列腺增生合并慢性支气管炎、冠心病、心力衰竭者。

第八篇

中医外治篇

中医治病讲求"外治之理，即内治之理"。中医外治法为中医特色疗法，是扎根于中医药土壤之中的，讲求整体观念及辨证论治，理、法、方、药一脉贯通。从大量临床文献看，中医外治法是治疗前列腺增生的重要方法，具有临床疗效好、副作用少、操作简单、经济实用、易于掌握的优点。目前常用的中医外治疗法包括中药熏蒸、坐浴、灌肠、穴位敷贴、外熨等。

一、中药熏蒸——杀菌活血熏蒸力

由于前列腺特有的解剖结构，使诸多药物无法进入前列腺而达到有效治疗浓度。中药熏蒸具有加热、传导双重功效，而适当的温热作用，可使组织黏着力降低，离子水化程度减少，运动速度加快，从而使药物易于导入组织而收到镇痛、脱敏、松解粘连、软化组织、改善血液循环和组织营养、提高组织的适应性和耐受力的作用；亦可使前列腺局部温度升高、血管扩张，白细胞吞噬功能增强，从而促使炎症吸收，软化增生组织，进而消除感染，改善排尿困难。

中药熏蒸经验方：黄芩、连翘、蒲公英、大黄、黄柏、赤芍、川乌、草乌、甘草、杜仲、木瓜、防风、秦艽、乳香、没药。

治疗方法：将上述药物置于标准型中药熏蒸汽控治疗器的高压锅内煎煮 30 分钟，以药液蒸汽熏蒸会阴。蒸汽熏蒸时患者取坐位，温度控制在（43±1）℃，1 次 40 分钟，每日 1 次。一般以 14 天为 1 个疗程。

药理研究表明，熏蒸中药蒲公英、连翘、黄芩、黄柏等对多种病原微生物均具有抑制或杀灭作用，而赤芍、乳香、没药等能扩张血管，改善局部血液循环，抑制纤维组织增生，减轻炎症反应，可在一定程度上软化增生组织，使前列腺增生组织逐步萎缩、退化，从而减轻由此引起的一系列症状。已有研究表明，本熏蒸方剂联合口服中药煎剂治疗前列腺增生可取得满意疗效，对前列腺体积也有明显的改善作用，同时能有效减少残留尿量。

二、中药坐浴——清解活血软腺体

前列腺增生患者因腺管堵塞，前列腺分泌物排出不畅，诱发无菌性炎症，或滋生细菌，诱发细菌性前列腺炎。因此，前列腺增生患者易合并前列腺炎，出现下腹、睾丸胀痛，腰骶部酸痛，腹股沟酸痛等症状。中药坐浴首先可以通过热效应使前列腺及其周围组织血流量增加，血管扩张、通透性增加，改善组织细胞的营养代谢，起到软化腺体的作用；其次，有利于中药有效成分经会阴、直肠部皮肤、黏膜渗透进入前列腺，发挥改善循环、减少炎症介质释放、促进炎症消退的作用。坚持长期中药坐浴，对改善大多数前列腺增生患者尿频和排尿困难的症状有明显效果。

中药坐浴方：金银花20克，苦参15克，芒硝15克，大黄15克，马齿苋25克，丝瓜络10克，红花15克，败酱草20克，菊花15克。水煎20分钟，取药液入盆。待冷却至40℃左右时患者于盆内坐浴30分钟，每日早、晚各1次。10天为1个疗程，1个疗程后间隔5天，再行第2个疗程，一般需连续治疗3个疗程。

此外，可将中药熏洗和坐浴相结合，可选坐浴中药复方为：芒硝、益母草、天花粉、生葱各30克，大黄、白芷、艾叶、车前草各10克，水煎取药液约2000毫升，倾于盆内，坐盆上先熏蒸，水温稍降后以毛巾浸渍药液熨洗会阴部，水温再降后坐盆内，直至水凉为止，每日2次或3次。一般使用10~20天后可使尿路梗阻症状改善，夜尿次数减少，甚至恢复正常，排尿不再费力、等待。有人用此方治疗前列腺增生患者，1个疗程后行前列腺指检，前列腺体积明显缩小，质地变软，中央沟恢复正常。

需要指出的是，如果实在不方便煎煮中药，普通的温水坐浴法对治疗前列腺增生也有作用，具体方法是：临睡前用大半盆热水，以不烫为度，坐浴时间为 20～30 分钟。其间不断加热令水保温。这种热疗法对于改善前列腺局部血液循环也可起到良好的保健治疗作用。

三、经直肠给药——局部给药渗透济

前列腺与直肠相毗邻，且血运相连：直肠静脉与膀胱前列腺静脉丛间有 2～6 条小的痔生殖静脉，这些小静脉将直肠的血液单向运输至泌尿生殖静脉丛，这为经直肠给药治疗前列腺疾病提供了解剖学基础。经直肠给药可以使药物通过直肠静脉直接渗透到前列腺组织中，有效提高前列腺中的药物浓度。常用的经直肠给药包括保留灌肠、栓剂塞肛。

中药保留灌肠

1. 启闭益气汤煎剂保留灌肠　方药组成：黄芪 20 克，大黄 10 克，水蛭 6 克，荆芥 10 克，益母草 20 克，败酱草 15 克，取上药 1 剂，水煎取药液 300 毫升，1 次用 150 毫升，保留灌肠，每日 2 次，每次灌肠药物在直肠中保留时间不少于 15 分钟。

方中黄芪能培补肾气，扶助膀胱气化功能，起化气行水之效。水蛭破血通经，逐瘀消癥，为活血化瘀主药。大黄善化浊通瘀，散结启闭，意在速战速决。小便排泄，除需肾之气化，也依赖肺的宣发，荆芥能开宣肺气，即所谓下病上治、欲降先升、提壶揭盖之意。益母草、败酱草能活血利水、化瘀滞而清湿热。诸药合用，共奏益气行水、通瘀启闭之功。对于湿热瘀滞、气虚体弱的前列腺增生患者所导致的排尿困难尤为适宜。

2. **清淋露** 青果 10 克，白果 10 克，苦参 10 克，乳香 10 克，没药 10 克，丹参 30 克，当归 10 克，川芎 10 克，王不留行 10 克，山慈姑 10 克，甘草 6 克。将上述中药 1 剂煎煮 2 次，每次滤得药液 100 毫升，然后将 2 次煎得的药液混合再煎煮浓缩至 100～120 毫升备用。治疗时，患者采取右侧卧位，将导管插入肛内 10～15 厘米，先用温盐水 100 毫升清洗肠腔，然后将加热至 40℃ 左右的药液缓缓灌入。灌注完成后，保留上述体位 30 分钟，再变为仰卧位即可。一般来说，保留时间愈长，疗效愈佳，但至少应保留 1 小时。

保留灌肠是药物疗法和物理疗法的有机结合，在治疗时将药液预先加热至 40℃ 左右，这样就可对前列腺局部起到理疗作用。一般认为，热疗可使前列腺局部温度升高，血管扩张，使白细胞吞噬功能增强，从而促使炎症吸收，软化增生组织，同时热疗还能够改善药物的药代动力学特征，促使药物更好地吸收。

在行灌肠治疗之前，通常要用温盐水 100 毫升清洗直肠，这样做可防止直肠内残余粪便对药物的影响，从而更有利于药物的吸收。众所周知，中医汤剂的口味是不易接受的，这使许多患者难以承受长时间口服汤药的治疗，而通过直肠给药则免除了患者长期口服汤药对味觉和胃肠道刺激的副作用，从而使患者更乐于接受。同时，以这种方式给药，药物直接吸收入血，减少了药物有效成分的破坏，从而使药效得到更为全面的发挥。

注意事项：①掌握灌肠的温度、浓度、流速、压力和液量；②灌肠过程中注意观察患者反映，若出现面色苍白、出冷汗、剧烈腹痛、脉速、心慌、气急等，立即停止灌肠并通知医生进行处理；③禁忌证：急腹症、消化道出血、严重心血管疾病等不宜灌肠；④操作时尽量少暴露患者肢体，保护患者自尊心，并防止受凉。

🍵 中药栓剂塞肛

1. 前列栓 方药组成：水蛭 15 克，穿山甲 12 克，桃仁 12 克，西洋参 12 克，琥珀粉 6 克，车前子 30 克，萆薢 15 克，大黄 10 克，红藤 40 克，蒲公英 30 克，黄柏 10 克，薏苡仁 30 克。水蛭、桃仁、穿山甲等重在活血通络、化瘀散结，配车前子、萆薢、大黄等清热利湿；辅以西洋参等补益正气，提高机体免疫功能，调整阴阳平衡。有研究表明，前列栓可明显降低国际前列腺症状评分（I-PSS）及生活质量评分，提高最大尿流率，减少残余尿量，使部分患者的前列腺体积明显缩小，未见不良反应。

2. 前列闭尔通栓 方药组成：马鞭草、王不留行、白花蛇舌草、三七、穿山甲、土鳖虫、琥珀、蜈蚣、栀子、黄连、黄柏。清热利湿，祛瘀通闭。用于良性前列腺增生属湿热瘀阻证，证见夜尿频多、尿道灼热、排尿困难、小腹胀满、尿后余沥不尽等。

3. 前列腺局部涂药 取紫草 30 克，红花、穿山甲各 5克，乳香、没药各 5 克。共研细末，过 120 目筛，加凡士林调成糊状。经肛门给药，直接涂于前列腺附近，涂药后患者仰卧位休息，每日或隔日 1 次，10 次为 1 个疗程。

四、中药穴位敷贴——穴位贴敷功效奇

穴位敷贴疗法是指将膏药或用各种液体调和药末而成的膏剂，敷贴于一定的穴位或患部以治疗疾病的方法。药物敷贴对经穴有压迫与渗透吸收两种作用。一是对体表的压迫刺激而起治疗效应；二是渗进皮内吸收，通过刺激皮部激发经气，疏通经络，调和气血，调整脏腑阴阳平衡。由于药物较长时间停留于穴位处通过渗透而发挥治疗作用，所以充分体现了《黄帝内经》中"深纳而久留之，以治顽疾"的治疗思想。中药穴位敷贴疗法可发挥药物和经络腧穴的双重调节作用，两种作用相互协调，相互激发，相互叠加，小剂量则可发挥相对较强的治疗效果。同时可避免肝脏首过效应、胃肠道不良反应及耐药性的发生，具有操作简单、应用广泛等优点。

1. 穴位敷贴中药复方 冰片、肉桂、三棱、莪术、制天南星。

《本草求真》谓肉桂"大补命门相火、益阳治阴……"。现代药理研究表明，肉桂具有扩张外周血管、改善末梢循环、抑制纤维组织增生、减轻炎症反应、减少局部渗出的作用。用莪术、三棱意在破血消癥；对于莪术，《本草图经》云："今医家治积聚诸气为最要之药"；而三棱，《开宝本草》载："主老癖癥瘕结块"；用制天南星化痰软坚，《开宝本草》载："……除痰，下气，破坚积，消痈肿……"；用冰片意在辛香走窜，使上述诸药直达病所。

选穴：气海穴、关元穴、中极穴、曲骨穴。《黄帝内经灵枢·营气》述任脉："络阴器，上过毛中，入脐中，上循腹里……"。《难经·二十八难》记载："任脉者，起于中极之下，以上毛际，循腹里，上关元，至咽喉。"对于任脉所主病候，《黄帝内经素问·骨空论》记载："任脉为病，男子内结、七疝"，"内结"或说"其内苦结"，即指腹内结滞不通畅，凡疝气、阴部肿痛、痞块、积聚、小便不利或遗尿、痔疾等均属此类。足厥阴肝经"环阴器，抵小腹"。由上述论述可知，泌尿生殖系统疾病当从任脉、肝经选穴。

曲骨穴：位于前正中线上，耻骨联合上缘，主治小便不利、遗尿等泌尿系病证。**中极穴：**位于前正中线上，脐下4寸，主治小便不利、遗尿、癃闭等泌尿系病证。**关元穴：**位于前正中线上，脐下3寸，主治尿频、尿血、尿闭、白浊等男科疾病。**气海穴：**位于前正中线上，脐下1.5寸，是补肾培元、益气保健的要穴。气海穴的"气"为人体元气之意，"海"有聚会之意，穴居脐下，为人体先天元气聚会之处，养生家以该穴为宗气所归，犹如百川之汇海者。《黄帝内经》中任脉与足厥阴肝经在循行和病候上都与前阴和小便病候相关，而癃闭表现的症状在前阴，选取任脉与足厥阴肝经上的穴位。

方法：将药物三棱、莪术、制天南星、肉桂、冰片按比例（3∶3∶3∶3∶1）研成粉末，加甘油调成膏状，制成1.5厘米×1.5厘米大小，厚约3mm膏药。将膏药敷贴于曲骨穴、中极穴、关元穴、气海穴，用胶布固定，每日1次，1次6～8小时，1周为1个疗程。一般在2～3个疗程后会有明显的作用。

2. 鸠尾处外敷中药治疗 可采用白芥子、陈皮、青皮、三棱、葛根、黄柏、芦荟等中药研成粉末，用食醋调成糊状，外敷于尾骨尖正上方1寸处，相当于前列腺体表位置。1次用药4～6小时，每日1次，一般每例用药20～30天。

3. 敷脐 脐中为神阙穴，神阙穴为任脉之穴，居人体正中，与督脉相表里，连十二经脉、五脏六腑、四肢百骸，通达百脉，可谓一穴而系全身。以活血、通络散结之中药敷之，可以改善精室血运，调畅气机，从而达到治疗小便不利的作用。且脐与前列腺位置较近，有助于药力直达病所。

以皂矾、黄药子敷脐治疗老年人前列腺增生，对于排尿明显不适者，疗效较好。具体用法：将皂矾、黄药子各少许研成药末，置于患者脐中，上覆一条毛巾，然后取温水逐步从毛巾上向脐中滴入，使皂矾、黄药子徐徐从脐部溶化、吸收。

小便不通者，用麝香适量填脐中，再用葱白捣烂填脐上，外用胶布固定。麝香是我国传统的名贵药材之一。麝香性味辛、温，无毒。入心、脾、肝经，有开窍、辟秽、通络、散瘀之功效。主治中风、痰厥、惊痫、中恶烦闷、心腹暴痛、跌打损伤、痈疽肿毒。古书《医学入门》中谈"麝香，通关透窍，上达肌肉。内入骨髓……"。《本草纲目》云："盖麝香走窜，能通诸窍之不利，开经络之壅"。其意是说麝香可很快进入肌肉及骨髓，能充分发挥药性。

关于此药的发现还有一段神奇的传说。有一对常年住在深山的父子，以打猎为生。有一天，儿子在追逐一只野鸡的过程中，从岩石上跌落，动弹不得。父亲背起儿子回家疗伤，这时山涧里飘来阵阵香味，儿子说闻起来特别舒服，身上伤痛也有所减轻，一定要父亲寻找。父亲循着香气寻觅，终于找到了一个鸡蛋大小、长着细毛的香囊。父亲将其取上，带着儿子回到家。说也神奇，外伤竟不治而愈。从此，父亲就留意了，在打猎的过程中，会特别注意找这种香。终于在一种叫麝的动物腹部囊袋找出了这种香，此后这种香便被命名为"麝香"。

五、中药注射液穴位注射——活血化瘀助肾气

选穴：关元穴、肾俞穴。

方法：取香丹注射液加黄芪注射液 2 毫升，注射以上穴位，每穴注射 1～1.5 毫升，要求每穴注射时要有酸、麻、胀感。

关元穴系任脉穴，位于脐下 3 寸，命名意义为元气关藏之处，乃男子藏精、女子蓄血之所。《扁鹊心书》曰："每夏秋之交，即灼关元千壮，久久不畏寒暑。""人至三十，可三年一灸脐下三百壮；五十，可二年一灸脐下三百壮；六十，可一年一灸脐下三百壮，令人长生不老"，可见其也为保健要穴。

肾俞穴为膀胱经背俞穴，位于第 2 腰椎棘突下，后正中线旁开 1.5 寸，为肾气所发、肾气所聚，是肾气转输、输注之穴。关

元、肾俞两穴，一前一后，一阴一阳，腹阴背阳相互贯通。

黄芪加香丹注射液注射关元、肾俞二穴的目的是取黄芪补益肾气，取丹参、降香活血化瘀，改善微循环。有专家指出，从微观角度讲，黄芪加香丹注射液在补益肾气、活血化瘀、改善微循环的同时，或许从某种程度上降低了异常升高的血浆内皮素，改善了前列腺微血管内皮的功能，使增生的前列腺体积缩小，功能得以改善。

六、灸法——调节阴阳行灸治

灸法是用艾绒或药物为主要灸材，点燃后放置于穴位或者病变部位进行烧灼或熏熨，借助温热刺激或药物作用而达到温通气血、扶正祛邪的目的，是用以防治疾病的一种外治方法。灸法在治疗某些疑难病症方面有较好的疗效，《医学入门》云："凡病药之不及，针之不到，必须灸。"《本草从新》曰："艾叶苦辛，生温，纯阳之性，能回垂绝之阳，通十二经，走三阴，逐寒湿，暖子宫……以之灸火，能透诸经而除百病"。可见其对一些慢性病及顽固疾患有独特的疗效。

治疗前列腺增生常采用隔姜灸法，取穴：至阴穴、关元穴、中极穴。方法：生姜切片，将姜片放于至阴穴上，用底径为 0.5 厘米、厚为 0.5 厘米的艾炷行隔姜灸 5 壮，觉有灼痛时立即更换下一壮。关元穴与中极穴上放置同样姜片，用底径为 0.8 厘米、厚为 1.0 厘米大小的艾炷行隔姜灸 5 壮，觉有灼痛时立即更换下一壮。隔日治疗 1 次，以 1 个月为 1 个疗程。

艾灸施之关元穴，可培补肾中阳气，阴得阳以生，阳得阴以长，肾中精气盛而病自愈。从经络脏腑相关、神经节段理论上看，关元穴、中极穴与前列腺具有经穴脏腑相关性。隔姜灸可增强艾灸活血化瘀、散寒止痛的功效。通过神经调节，降低交感神经活性，松弛膀胱颈及前列腺平滑肌，缓解尿路梗阻症状。至阴穴为足太阳膀胱经之井穴，位于足少阴肾经与足太阳膀胱经交接之处，有阳极反阴、动极生静之意，对于治疗极阴之处的疾患和阴阳失调自有相关之性，而前列腺处于腹部之极下极内，同为至阴之地。故刺激至阴穴既可激发膀胱经经气，调整肾经经气，调节人体的阴阳平衡，又可沿肾经之循行感传于精室，从而通调精室之气血。

七、外熨疗法——青盐外熨小溲利

外熨是由中医学"烫熨疗法"传承与发展而来的。将新鲜中草药萃取精华加热后，迅速用涤棉布包裹，然后烫熨患者病灶或疼痛处，约 20 分钟后重新加热再外熨，以此往复。前列腺增生的外熨疗法多数是在小便不通时采用，多用青盐、葱白等适量，炒热外熨。装入布袋中外熨脐周或者小腹部，来回往复 2 次或 3 次。

操作方法：青盐 500 克装入 10 厘米 ×15 厘米布袋中。放入微波炉中以中火档位加热 5～10 分钟，取出后盐袋表面温度为 60～75℃。患者取舒适平卧位，以薄毛巾包裹盐袋，以免烫伤局部皮肤，置于患者脐腹正中（神阙穴与关元穴之间），盐袋上方以中单覆盖。热敷持续 15～20 分钟，待盐袋自然冷却后治疗即结束。每 4 小时 1 次，每日 3 次或 4 次。

青盐，又称戎盐，藏药名为兰察，《本草经疏》云："戎盐，水气凝结而成，不经煎炼，而生于涯涘坂碛之阴。其味咸，气寒，无毒"，李当之曰："戎盐，味苦臭，是海潮水浇山石，经久，盐凝着石，取之"。本品为卤化物类石盐族矿物石盐，秋春采集，沥尽母液，自然干燥亦可得，本品主要特征：正方形或不规则多棱形，呈粒状、致密块状或豆状，直径0.5～2厘米，呈青白色至暗白色，半透明，有时可见不均匀的蓝色斑点，纯净者为无色透明或白色，多数颗粒均有小孔洞，1个或数个不等，质硬脆，断面洁净而具玻璃光泽，表面常因风化而具脂肪光泽，气微味咸，易溶于水。

食盐是海水或盐井、盐池、盐泉中的盐水经煎晒而成的结晶；而青盐为卤化物类矿物石盐的结晶，常与其他盐矿、石膏以及砂岩、黏土等伴生于沉积岩中，主产于青海盐湖中，陕西、山东、安徽、云南等地亦产。《本经疏证》云："戎盐，为明目、治目痛、清火降火之物，其坚肌骨，正与食盐同，而其所以异者，食盐则劫痰涎而使吐，戎盐则挽血液而使凝也。"《神农本草经》称戎盐："主明目、目痛，益气，坚肌骨，去毒蛊。"《本草备要》称青盐："坚骨固齿，明目乌须"。此外，青盐可作为肾经之引经药，多在熨法、灸法时运用。在没有青盐的情况下，食盐也可以用来代替。

八、中药注射剂前列腺内注射——直接给药医护施

前列腺内注射将药物直接注射入前列腺，克服了血液 - 前

列腺屏障，避免了肝脏首过效应，使腺体内快速达到有效血药浓度，作用迅速而持久。川参通注射液是治疗前列腺增生常用的中药注射剂，其主要成分是丹参、当归、麦冬、川芎。

前列腺内注射具体操作流程如下。①药液配制：分别用 2 支 5 毫升一次性无菌空针抽吸药液 2 毫升，加入 2% 利多卡因 1 毫升，混匀后备用。②操作：先嘱患者排空小便，取屈膝侧卧位，充分暴露臀部。用碘伏严格消毒肛门周围及会阴部皮肤，双手戴无菌手套，左手示指涂以少许灭菌凡士林探入肛门内作为引导，针头改用 7 号腰穿针，在肛门与阴囊根部之间的中点，中线旁开 1 厘米处进针，边进针边少量注药，以减轻疼痛感，迅速刺入前列腺侧叶后（深 4~5cm，以患者胖瘦而定，刺入腺体时有落空感），先回抽，证实无回血后，再缓慢推注，注药时稍有阻力感，且左手示指可感到腺体逐渐增大，阻力大时可稍退少许后，再注药，每侧注入混匀药液 3 毫升。治疗周期：3 天 1 次，4 次为 1 个疗程，2 个疗程会起到较好治疗效果。

注意事项：①若注药时感到轻松无阻力，左手示指也未触及胀大的腺体，表明针尖不在腺体内；②患者感觉疼痛剧烈且向阴茎放射，则表示针尖刺入尿道。以上情况均需调整针尖方向后再行注射。

丹参性微温，味苦，功能活血化瘀，《神农本草经》曰："丹参，破癥除瘕、益气"；《本草正义》云："丹参通调血滞，温养气机……"；《名医别录》云："所谓养血，皆言其积滞既去，而正气自伸之意，亦以通为补耳……此则于行气行血之中，又必含下达性质。"故有"一味丹参功同四物之说"。当归既能活血又能补血，有抑制成纤维细胞增殖、分化的作用，可减轻纤维化程度。川芎性温，味辛，功能活血行气，祛瘀生新而通达十二经。上三味合用，共奏活血化瘀、破癥结宿血之效。而麦冬养阴生津，清热润肺，既可防当归、川芎之辛温太过而伤津耗血，又可使肺气肃降而通调水道。

　　需要注意的是，本书中有关方药需要在专业中医师指导下应用，尤其是外治法中的"经直肠给药""中药注射液穴位注射""中药注射剂前列腺内注射"，操作较为专业，患者朋友不可自行盲目照搬，需要至医院找专科医师进行治疗，以免出现问题。

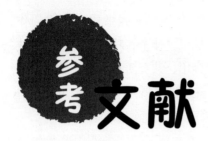

参考文献

[1] 田水.代抵当丸加减治疗老年前列腺增生 78 例观察.光明中医, 2007, 22（11）: 84.

[2] 华刚.抵当汤加味治疗前列腺肥大 40 例.陕西中医, 2004, 25（12）: 1087-1088.

[3] 何进德.桃核承气汤加味治疗前列腺增生症.河南中医, 2008, 28（1）: 15.

[4] 李为安, 李运斋.补阳还五汤加味治疗前列腺增生症 70 例.中医杂志, 2002, 43（1）: 49-50.

[5] 远庚彦, 李其信.萆薢分清饮加味治疗前列腺增生 40 例临床观察.河北中医, 2011, 33（10）: 1537-1538+1545.

[6] 赵莉, 屈淼林, 赵润璞, 等.小蓟饮子治疗前列腺汽化电切术后并发症临床研究.中医学报, 2012, 27（04）: 408-410.

[7] 杨静哲, 贾玉森, 苏全新, 等.加味阳和汤治疗良性前列腺增生症 34 例临床分析.首都医药, 2010, 17（02）: 52.

12检